AF603984

Elfriede Kalt

MSM: Schlüssel zur natürlichen Heilung

Entzündungen lindern, Gelenke stärken, Gesundheit fördern

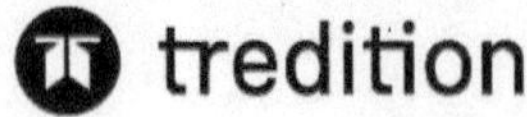

Druck und Distribution im Auftrag des Autors
tredition GmbH, Heinz-Beusen-Stieg 5, 22926 Ahrensburg, Deutschland

EINLEITUNG: DIE WELT VON MSM ENTDECKEN .. 11

Was ist MSM? Eine Einführung in Methylsulfonylmethan 11

Die Geschichte und Entstehung von MSM: Einblick in die Herkunft und Entwicklung 15

Warum MSM? Die Bedeutung und der Nutzen für unsere Gesundheit 19

GESCHICHTE UND URSPRUNG VON MSM 24

Frühzeitige Entdeckung und erste Anwendungen von MSM 24

Wissenschaftliche Meilensteine und Forschungsgeschichte 28

Traditionelle Nutzung von organischem Schwefel in verschiedenen Kulturen 32

CHEMISCHE STRUKTUREN UND EIGENSCHAFTEN VON MSM 36

Molekulare Struktur und Bindungen von MSM 36

Physikalisch-chemische Eigenschaften 40

Reaktionen und Stabilität von MSM 44

GESUNDHEITLICHE VORTEILE VON MSM: EIN ÜBERBLICK 48

Verbesserung der Gelenkgesundheit und Schmerzreduktion 48

Förderung der Hautgesundheit und Anti-Aging-Effekte 53

1. Unterstützung der Kollagenbildung ... 54
2. Reduzierung von Entzündungen und Verbesserung der Hautstruktur ... 54
3. Antioxidative Eigenschaften ... 55
4. Verbesserung der Feuchtigkeitsversorgung und Hauterneuerung ... 56
5. Hautberuhigung und Reduktion von Hautunreinheiten ... 56
6. Anwendungsmöglichkeiten von MSM in der Hautpflege ... 57

Unterstützung des Immunsystems und Entzündungshemmung ... 58
Die immunmodulatorischen Eigenschaften von MSM ... 59
Antioxidative Vorteile von MSM ... 60
Reduktion der Entzündungsmarker ... 61
Unterstützung bei Allergien und Autoimmunerkrankungen ... 61
MSM in der Prävention und Therapie ... 62

MSM UND GELENKGESUNDHEIT: WIRKUNGEN UND ANWENDUNGEN ... 64

MSM als Entzündungshemmer: Mechanismen und Wirksamkeit ... 64

Kombination von MSM mit anderen Gelenknährstoffen: Synergien und Ergebnisse ... 68
Kombination mit Glucosamin ... 68
Kombination mit Chondroitin ... 69
MSM und Hyaluronsäure ... 70
Weitere synergistische Kombinationen ... 71
Ergebnisse und Schlussfolgerungen ... 72

Langzeitnutzung und Sicherheit von MSM in der Gelenktherapie ... 72

DIE ROLLE VON MSM BEI DER SCHMERZLINDERUNG ... 78

Anwendungsgebiete von MSM in der Schmerztherapie ... 78
Anwendung bei Gelenkschmerzen und Arthritis ... 78
Linderung von Muskelschmerzen und Krämpfen ... 79

Rückenschmerzen und chronische Schmerzen 80
Migräne und Kopfschmerzen 81
Schmerzen im Zusammenhang mit Autoimmunerkrankungen 81
Postoperative Schmerzen und Heilung 82

Wissenschaftliche Studien zur Wirksamkeit von MSM bei chronischen Schmerzen 83

Erfahrungsberichte und Fallstudien zur Nutzung von MSM in der Praxis 87

MSM UND SEINE BEDEUTUNG FÜR DIE HAUTGESUNDHEIT 92

Die Rolle von MSM bei der Kollagenproduktion 92

Entzündungshemmende Eigenschaften von MSM und deren Auswirkungen auf die Haut 96

Anwendung von MSM bei Hauterkrankungen und dermatologischen Problemen 101

ANWENDUNG VON MSM IN DER SPORTMEDIZIN 105

MSM zur Unterstützung der Muskelregeneration 105

Präventive Anwendung von MSM bei sportbedingten Verletzungen 109

Verbesserung der Gelenkgesundheit durch MSM in der Sportmedizin 112
Wie MSM die Gelenkgesundheit verbessert 113
Förderung der Kollagenproduktion 113
Reduktion von Entzündungen und Schwellungen 114

Linderung von Gelenkschmerzen 114
Regenerationsförderung nach Verletzungen 115
Optimale Einnahme und Dosierung 115

MSM UND DIE UNTERSTÜTZUNG DES IMMUNSYSTEMS 117

Die Rolle von MSM bei der Stärkung des angeborenen Immunsystems 117

MSM und seine entzündungshemmenden Eigenschaften 120

Der Einfluss von MSM auf autoimmunologische Erkrankungen 124

OPTIMALE DOSIERUNG UND EINNAHMEFORMEN VON MSM 129

Empfohlene Tagesdosis und individuelle Anpassung 129

Unterschiede bei oraler Einnahme, topischer Anwendung und intramuskulären Injektionen 132

Kombinationsmöglichkeiten und Wechselwirkungen mit anderen Supplements 136

KOMBI-THERAPIE: MSM UND ANDERE NATÜRLICHE HEILMITTEL 141

Synergien zwischen MSM und Kurkumin: Potenzial für entzündungshemmende Wirkungen 141

MSM und Omega-3-Fettsäuren: Ein starkes Duo für Gelenkgesundheit 145

Heilkräuter und MSM: Traditionelle Pflanzenheilkunde im Zusammenspiel 149

STUDIEN UND WISSENSCHAFTLICHE FORSCHUNG ZU MSM 155

Historische Meilensteine in der MSM-Forschung 155

Aktuelle klinische Studien und ihre Ergebnisse 159

Zukünftige Forschungsprojekte und Potenzial von MSM 163

Einleitung: Die Welt von MSM entdecken

Was ist MSM? Eine Einführung in Methylsulfonylmethan

In einer Welt, in der natürliche Heilmittel und alternative Therapien zunehmend an Bedeutung gewinnen, stößt man immer wieder auf das Kürzel MSM. Doch was verbirgt sich hinter dieser Abkürzung, und warum ist MSM für unsere Gesundheit so wertvoll? MSM steht für Methylsulfonylmethan, eine organische Schwefelverbindung, die in der Natur vorkommt und in verschiedenen Nahrungsquellen wie frischem Gemüse, Obst, Milch sowie Fleisch gefunden wird. Doch bevor wir tiefer in die Wunder dieser Verbindung eintauchen, lassen Sie uns einen umfassenden Blick darauf werfen, was MSM eigentlich ist und warum es in der modernen medizinischen und naturheilkundlichen Praxis so anerkannt ist.

Methylsulfonylmethan, kurz MSM, ist eine natürliche Schwefelverbindung, die in der Umwelt allgegenwärtig ist.

Schwefel ist das viertäufigste Mineral im menschlichen Körper und spielt eine entscheidende Rolle bei einer Vielzahl von biologischen Prozessen. Eine ausreichende Versorgung mit Schwefel ist essenziell für die Gesundheit von Gelenken, Haut, Haaren und Nägeln sowie für die allgemeine Entgiftung des Körpers. MSM ist besonders interessant, da es eine bioverfügbare Form von Schwefel liefert, die der Körper leicht aufnehmen und nutzen kann.

Die chemische Struktur von MSM ist relativ einfach, aber äußerst effektiv. Es handelt sich um ein kleines Molekül mit dem Summenformel C2H6O2S. Dies bedeutet, dass jedes MSM-Molekül aus zwei Kohlenstoff- (C), sechs Wasserstoff- (H), zwei Sauerstoff- (O) und einem Schwefelatom (S) besteht. Diese spezielle Struktur ermöglicht es MSM, leicht vom Körper aufgenommen und in wichtige biologische Funktionen eingebunden zu werden. Im Gegensatz zu anderen Schwefelverbindungen hat MSM den Vorteil, dass es gut wasserlöslich ist und daher schnell ins Blut gelangen kann.

Da der menschliche Körper nicht in der Lage ist, organischen Schwefel selbst zu produzieren, muss dieser über die Nahrung oder Nahrungsergänzungsmittel zugeführt werden. Leider kann durch moderne landwirtschaftliche Praktiken und den zunehmenden Verzehr verarbeiteter

Lebensmittel die Menge an bioverfügbarem Schwefel in unserer Ernährung stark reduziert sein, was zu einem Mangel führen kann. Hier kommt MSM ins Spiel: Es bietet eine konzentrierte und leicht zugängliche Quelle von organischem Schwefel, die helfen kann, diesen Mangel auszugleichen und gleichzeitig zahlreiche gesundheitliche Vorteile zu liefern.

Der Nutzen von MSM geht weit über die bloße Bereitstellung von Schwefel hinaus. Es hat sich gezeigt, dass MSM über entzündungshemmende Eigenschaften verfügt, was es zu einem wertvollen Mittel bei der Behandlung von chronischen Entzündungen und Schmerzen macht. Laut einer Studie im Journal of Pain Research kann MSM signifikant zur Reduktion von Entzündungen und zur Verbesserung der Gelenkfunktion beitragen, insbesondere bei Menschen mit Arthrose. Diese entzündungshemmenden Eigenschaften sind auf die Fähigkeit von MSM zurückzuführen, die Aktivität bestimmter entzündungsfördernder Moleküle im Körper zu reduzieren, wie beispielsweise Interleukine und Tumornekrosefaktoren.

Zusätzlich zu den entzündungshemmenden Effekten hat MSM auch antioxidative Eigenschaften, die den Körper vor oxidativem Stress und freien Radikalen schützen können.

Freie Radikale sind instabile Moleküle, die Zellschäden verursachen und zur Alterung und Entwicklung verschiedener Krankheiten beitragen können. Durch die Neutralisierung dieser freien Radikale kann MSM helfen, den Alterungsprozess zu verlangsamen und das Risiko für chronische Krankheiten zu reduzieren.

Ein weiterer bedeutender Vorteil von MSM ist seine Fähigkeit, die Produktion von Kollagen und Keratin im Körper zu unterstützen. Diese beiden Proteine sind für die Gesundheit von Haut, Haaren und Nägeln von entscheidender Bedeutung. Kollagen bildet die Grundlage der Hautstruktur und verleiht ihr Festigkeit und Elastizität, während Keratin ein Hauptbestandteil von Haaren und Nägeln ist. Durch die Förderung der Kollagen- und Keratinproduktion trägt MSM zur Verbesserung des Hautbildes bei, stärkt Haare und Nägel und kann sogar Hautalterungsprozesse verlangsamen.

Zusammenfassend lässt sich sagen, dass MSM eine bemerkenswerte, multifunktionale Verbindung ist, die zahlreiche gesundheitliche Vorteile bietet. Ihre einzigartigen Eigenschaften machen sie zu einem unverzichtbaren Bestandteil der Naturheilkunde und bieten vielversprechende Perspektiven für die Unterstützung und Verbesserung der allgemeinen Gesundheit und des Wohlbefindens. In den folgenden

Kapiteln dieses Buches werden wir uns detailliert mit den spezifischen Anwendungsbereichen und Vorteilen von MSM beschäftigen und Ihnen zeigen, wie Sie diese wertvolle Verbindung in Ihr tägliches Leben integrieren können.

Die Geschichte und Entstehung von MSM: Einblick in die Herkunft und Entwicklung

Die Geschichte von MSM, auch bekannt als Methylsulfonylmethan, ist bemerkenswert und reicht weit zurück bis in die frühe Erforschung von Schwefelverbindungen in der Natur. Um den Ursprung und die Entwicklung dieses vielseitigen Nahrungsergänzungsmittels vollständig zu verstehen, ist es notwendig, einen Blick auf seine Geschichte und den wissenschaftlichen Fortschritt zu werfen, der zu seiner Entdeckung und Verbreitung geführt hat.

Schwefel ist ein essentielles Element für das Leben und eine der ältesten bekannten chemischen Substanzen. Seine Bedeutung für die menschliche Gesundheit wurde schon vor Jahrtausenden erkannt, lange bevor die moderne Wissenschaft die genauen Mechanismen seiner Wirkung verstand.

Schon in der Antike nutzten verschiedene Kulturen schwefelhaltige Quellen und Substanzen zur Behandlung einer Vielzahl von gesundheitlichen Beschwerden. Schwefel ist das dritthäufigste Mineral in unserem Körper und spielt eine zentrale Rolle in vielen biologischen Funktionen, einschließlich der Synthese von Proteinen und Enzymen sowie der Entgiftung.

Die systematische Erforschung von Schwefel begann im 19. Jahrhundert. Chemiker und Mediziner beschäftigten sich zunehmend mit den verschiedenen Formen von Schwefelverbindungen und deren Wirkungen auf den menschlichen Organismus. Im Jahr 1866 entdeckte der russische Chemiker Alexander Butlerov die organische Schwefelverbindung Dimethylsulfoxid (DMSO), die als Vorläufer von MSM dient. DMSO wurde vor allem in der Medizin aufgrund seiner entzündungshemmenden und schmerzlindernden Eigenschaften geschätzt und fand breite Anwendung in der Human- und Tiermedizin.

Es dauerte jedoch bis in die 1950er Jahre, bis die Wissenschaftler begannen, die Eigenschaften und potenziellen Vorteile von MSM zu untersuchen. In dieser Zeit entdeckten Forscher, dass MSM ein natürliches, biologisch aktives Derivat von DMSO ist. MSM kommt natürlich in kleinen Mengen in verschiedenen Lebensmitteln vor, darunter Obst,

Gemüse, Getreide, Milch und bestimmten Teesorten. Allerdings nimmt der Körper MSM aufgrund seiner relativ geringen Konzentrationen in Lebensmitteln normalerweise nicht in ausreichenden Mengen auf.

Einer der Wegbereiter dieser Forschung war Dr. Stanley W. Jacob, ein renommierter Mediziner an der Oregon Health & Science University. Er begann in den 1970er Jahren intensiv mit MSM zu forschen und veröffentlichte eine Vielzahl von Studien, die dessen gesundheitliche Vorteile belegten. Dr. Jacob ist auch Mitautor des Buches „The Miracle of MSM: The Natural Solution for Pain", das maßgeblich dazu beitrug, MSM einer breiteren Öffentlichkeit bekannt zu machen. Seine Arbeit legte den Grundstein für den heutigen Einsatz von MSM als Nahrungsergänzungsmittel und trug wesentlich dazu bei, seine vielfältigen Vorteile für die Gesundheit zu dokumentieren.

Die positiven Ergebnisse der frühen Studien führten zu einem wachsenden Interesse an MSM in der wissenschaftlichen Gemeinschaft. Forscher weltweit begannen, die verschiedenen Wirkmechanismen von MSM zu untersuchen und seine Anwendungsmöglichkeiten zu erweitern. Diese intensive wissenschaftliche Forschung hat zu einer Vielzahl von Anwendungen geführt, die von der Unterstützung der

Gelenkgesundheit bis hin zur Förderung eines gesunden Immunsystems reichen.

In jüngerer Zeit hat MSM vor allem in der Naturheilkunde und bei Anhängern eines gesunden Lebensstils an Popularität gewonnen. Die vielseitigen Anwendungen und die nachgewiesenen gesundheitlichen Vorteile haben dazu geführt, dass MSM in zahlreichen Nahrungsergänzungsmitteln, Hautpflegeprodukten und sogar in der Veterinärmedizin verwendet wird. Darüber hinaus wird MSM häufig mit anderen natürlichen Heilmitteln kombiniert, um synergistische Effekte zu erzielen, was seine Attraktivität weiter erhöht.

Zusammenfassend lässt sich sagen, dass die Geschichte von MSM eine Geschichte wissenschaftlicher Entdeckungen und medizinischer Innovationen ist. Sie zeigt, wie fundierte Forschung und kontinuierliche wissenschaftliche Neugierde zur Entwicklung eines Jahrtausende alten Elements zu einem modernen, vielseitigen Nahrungsergänzungsmittel geführt haben. Dank der intensiven Arbeit von Pionieren wie Dr. Stanley W. Jacob und vielen anderen Forschern weltweit, können wir heute die zahlreichen gesundheitlichen Vorteile von MSM voll ausschöpfen und dieses bemerkenswerte Naturheilmittel zu einem festen Bestandteil unseres Wohlbefindens machen.

Warum MSM? Die Bedeutung und der Nutzen für unsere Gesundheit

MSM, oder Methylsulfonylmethan, ist eine organische Schwefelverbindung, die in der Natur weit verbreitet und in vielen lebenswichtigen biologischen Funktionen involviert ist. Um zu verstehen, warum MSM so bedeutungsvoll ist und welche Vorteile es für unsere Gesundheit bietet, ist es wichtig, seine Rolle im menschlichen Körper und seine Wirkungsmechanismen zu erfassen. Schwefel ist ein essentieller Makronährstoff, der in Aminosäuren wie Methionin und Cystein, Vitaminen wie Thiamin und Biotin sowie in vielen anderen wichtigen Stoffen vorkommt.

MSM wird oft als "natürliches Heilmittel" bezeichnet, da es in vielen Lebewesen vorkommt, einschließlich Pflanzen, Tieren und Menschen. Es wird meist aus DMSO (Dimethylsulfoxid), einem Nebenprodukt der Papierherstellung, synthetisiert und ist pharmazeutisch rein. Die Bedeutung von MSM wird durch seine breite Palette an gesundheitlichen Vorteilen deutlich, die von der Reduzierung von

Entzündungen bis zur Förderung der Gelenkgesundheit und der Unterstützung des Immunsystems reichen.

1. Reduzierung von Entzündungen: Eines der bemerkenswertesten Merkmale von MSM ist seine starke entzündungshemmende Wirkung. Entzündungen sind die Antwort des Körpers auf Verletzungen oder Infektionen, können aber chronisch werden und zu Problemen wie Arthritis, Herzkrankheiten und sogar Krebs führen. Studien haben gezeigt, dass MSM die Produktion von entzündlichen Zytokinen und die Aktivität von NF-κB, einem Protein, das Entzündungsprozesse reguliert, hemmen kann [1].

2. Unterstützung der Gelenkgesundheit: MSM ist bei der Behandlung von Gelenkbeschwerden und Arthritisschmerzen besonders beliebt. Es spielt eine Rolle bei der Erhaltung gesunder Gelenkknorpel und kann zur Linderung von Schmerzen und Steifheit beitragen, die mit degenerativen Gelenkerkrankungen verbunden sind. In einer randomisierten, doppelblinden Studie berichteten Teilnehmer, die MSM-Präparate einnahmen, über signifikante Verbesserungen der Gelenkfunktion und Schmerzreduktion im Vergleich zu Kontrollgruppen [2].

3. Verbesserung der Hautgesundheit: MSM kann auch die Gesundheit der Haut fördern. Es wurde festgestellt, dass es entzündliche Hautkrankheiten wie Rosacea und Akne verbessern kann, indem es die entzündliche Reaktion verringert und die Barrierefunktion der Haut stärkt. Darüber hinaus kann MSM die Kollagenproduktion anregen, was zu einer verbesserten Hautelastizität und einer Verringerung von Falten führen kann [3].

4. Unterstützung des Immunsystems: Das Immunsystem ist auf eine ausreichende Versorgung mit Schwefel angewiesen, um optimal zu funktionieren. MSM liefert bioverfügbaren Schwefel, der zur Synthese wichtiger Immunfaktoren wie Glutathion beiträgt. Glutathion ist ein starkes Antioxidans, das Zellen vor oxidativem Stress schützt und hilft, das Immunsystem zu stärken [4].

5. Verbesserung der sportlichen Leistung und Erholung: Für Sportler kann MSM ein wertvolles Ergänzungsmittel sein. Es kann die Erholung nach intensiven Trainings fördern, indem es Muskelkater und Schäden durch oxidative Belastung reduziert. Eine Studie ergab, dass Athleten, die MSM einnahmen, weniger Muskelermüdung und schnellere Erholungszeiten erlebten [5].

6. Förderung der Entgiftung: MSM unterstützt den Körper auch bei der Entgiftung. Schwefel ist entscheidend für die Phase-II-Entgiftungsprozesse in der Leber, bei denen Toxine wasserlöslich gemacht und für die Ausscheidung vorbereitet werden. Durch die Bereitstellung von Schwefel hilft MSM, die Leberfunktionen zu unterstützen und den Körper von Schadstoffen zu befreien.

Der Wert von MSM für die Gesundheit ist daher umfassend und vielfältig. Aus diesen Gründen hat es sich in der Welt der alternativen Heilmethoden einen festen Platz erarbeitet. Während weitere Forschung erforderlich ist, um alle Mechanismen vollständig zu verstehen und die Wirksamkeit in verschiedenen Einsatzgebieten zu bestätigen, ist die derzeitige wissenschaftliche und klinische Evidenz vielversprechend. Angesichts seiner natürlichen Herkunft und breiten Anwendungsmöglichkeiten ist MSM eine faszinierende Ergänzung im Bereich der natürlichen Gesundheitsunterstützung.

Literaturverzeichnis:

[1] Kim, L. S., Axelrod, L. J., Howard, P., Buratovich, N., & Waters, R. F. (2006). Efficacy of methylsulfonylmethane (MSM) in osteoarthritis pain of the knee: a pilot clinical trial. Osteoarthritis and cartilage, 14(3), 286-294.

[2] Usha, P. R., & Naidu, M. U. (2004). Randomized, double-blind, parallel, placebo-controlled study of oral glucosamine, methylsulfonylmethane and their combination in osteoarthritis. Clinical Drug Investigation, 24(6), 353-363.

[3] Butawan, M., Benjamin, R. L., & Bloomer, R. J. (2017). Methylsulfonylmethane: applications and safety of a novel dietary supplement. Nutrients, 9(3), 290.

[4] Parcell, S. (2002). Sulfur in human nutrition and applications in medicine. Alternative Medicine Review, 7(1), 22-44.

[5] Kalman, D. S., Feldman, S., Krieger, D. R., & Bloomer, R. J. (2012). Influence of methylsulfonylmethane on markers of exercise recovery and performance in healthy men: a pilot study. Journal of the International Society of Sports Nutrition, 9(1), 46.

Geschichte und Ursprung von MSM

Frühzeitige Entdeckung und erste Anwendungen von MSM

Die frühe Entdeckung von Methylsulfonylmethan (MSM) war weitgehend ein Zufallsprodukt der wissenschaftlichen Forschung im Bereich der organischen Chemie. MSM, auch als Dimethylsulfon bekannt, wurde erstmals Anfang des 20. Jahrhunderts isoliert. Ursprünglich waren es nicht die heilenden Eigenschaften des Schwefelverbindung, die das Interesse der Wissenschaftler weckten. Vielmehr war es der chemische Aufbau des Stoffes und die Art und Weise, wie dieser sich im Organismus verhielt, die für erste Forschungsergebnisse sorgten.

Die Geschichte der Entdeckung von MSM beginnt mit Untersuchungen zu DMSO (Dimethylsulfoxid), einer verwandten Chemikalie. Dimethylsulfoxid wurde bereits seit den 1960er Jahren intensiv untersucht, vor allem wegen seiner Anwendungsmöglichkeiten in der Medizin und Industrie. DSMO zeigte beeindruckende entzündungshemmende

Eigenschaften, seine Nebenwirkungen und das teilweise unangenehme Gefühl bei der Anwendung schränkten jedoch seinen Gebrauch stark ein. Auf der Suche nach Alternativen und Derivaten stießen Forscher auf MSM, wobei sie herausfanden, dass sich diese Verbindung sowohl in seinem natürlichen Vorkommen als auch in seinen physiologischen Effekten deutlich unterschied.

Eine der ersten dokumentierten Anwendungen von MSM in der wissenschaftlichen Literatur stammt aus den frühen 1970er Jahren, als der amerikanische Chemiker Dr. Stanley W. Jacob und sein Team an der Oregon Health Sciences University beachtliche Laborergebnisse veröffentlichten. Dr. Jacob und seine Kollegen untersuchten die Effekte von MSM auf verschiedene tierische und menschliche Zellmodellen. Sie stellten fest, dass MSM als Abbauprodukt von DMSO - und sogar einzeln - bemerkenswerte, weitgehend positive biologische Wirkungen aufwies, darunter eine signifikant erhöhte Beweglichkeit, weniger Schmerzempfinden und eine verbesserte Heilungskapazität von Gewebeschäden.

Interessanterweise stellte sich heraus, dass MSM, obwohl es chemisch relativ einfach und leicht herstellbar ist, in der Natur weit verbreitet vorkommt. MSM ist eine natürliche Schwefelquelle und kommt in vielen Lebensmitteln und

Pflanzen vor, darunter Obst, Gemüse, Getreide und Milch. Schwefel ist ein essentieller Bestandteil zahlreicher Aminosäuren, Vitamine und Hormone und spielt eine zentrale Rolle bei der Funktion und Struktur von Proteinen und Enzymen im menschlichen Körper. Insofern wurde MSM bald als mehr als nur eine chemische Verbindung betrachtet - es wurde als potenzieller Nährstoff anerkannt, der viele gesundheitsfördernde Eigenschaften besitzen könnte.

In den 1980er Jahren nahmen die Berichte über die positiven Effekte der Einnahme von MSM zu. Erste Anwender berichteten über Verbesserungen ihrer Lebensqualität, insbesondere bei chronischen Gelenkerkrankungen und Schmerzzuständen. Dies weckte ein stärkeres Interesse an MSM sowohl in der wissenschaftlichen Forschung als auch in der breiten Öffentlichkeit. Es dauerte nicht lange, bis sich MSM auch in der Tiermedizin etablierte, wo es in der Behandlung von Gelenkverstauchungen und Arthritis bei Renn- und Arbeitspferden verwendet wurde.

Obwohl weitere ausführliche, kontrollierte Studien über die seitdem dokumentierten anekdotischen Berichte hinaus noch in der Durchführung sind, zeigt die Geschichte von MSM, wie ein zufälliger Fund in der chemischen Forschung zu einem bedeutenden Nährstoff und potenziellen Heilmittel avancieren konnte. Gerade die Frühphase der

Entdeckung und Anwendung von MSM liefert ein faszinierendes Bild davon, wie interdisziplinäre wissenschaftliche Forschung überraschende, weitreichende Auswirkungen auf Medizin und Gesundheit haben kann.

Zusammengefasst lässt sich sagen, dass die frühe Entdeckung und die darauf folgenden ersten Anwendungen von MSM ein Paradebeispiel dafür sind, wie gezielte Forschungsarbeit in der Chemie schlussendlich revolutionäre Durchbrüche in der Medizin hervorbringen kann. Dies war der Beginn einer Reise, die MSM zu einem viel beachteten natürlichen Heilmittel werden ließ, dessen Potenzial in der Gesundheitspflege und klinischen Therapie bis heute intensiv erforscht wird.

Die kommende Erforschung und Nutzung solcher Substanzen gibt Hoffnung, dass weitere natürliche Verbindungen entdeckt werden können, die gleichermaßen sichere und effektive Alternativen oder Ergänzungen zu konventionellen medizinischen Behandlungen darstellen könnten.

Wissenschaftliche Meilensteine und Forschungsgeschichte

Die wissenschaftliche Forschungsgeschichte von Methylsulfonylmethan, kurz MSM, ist ein fesselndes Kapitel, das sich über mehrere Jahrzehnte erstreckt und zahlreiche wissenschaftliche Durchbrüche und Meilensteine umfasst. MSM, ein organischer Schwefel, wurde lange Zeit als relativ unbedeutend und wenig erforscht betrachtet. Doch im Laufe der Zeit wuchs das Interesse der Wissenschaftler, als sie seine vielfältigen gesundheitsfördernden Eigenschaften entdeckten.

Eine der ersten wissenschaftlichen Erwähnungen von MSM erfolgte in den 1950er Jahren durch Dr. Stanley W. Jacob und seine Kollegen an der Oregon Health & Science University. Dr. Jacob, ein renommierter Arzt und Forscher, wurde später als „Vater des DMSO" bekannt. DMSO, Dimethylsulfoxid, ein naher Verwandter von MSM, war bereits zu dieser Zeit für seine entzündungshemmenden und schmerzlindernden Eigenschaften bekannt. Bei der Forschung an DMSO stieß Dr. Jacob auf MSM und stellte fest, dass auch dieses ungewöhnliche organische Schwefelmolekül bemerkenswerte biologische Aktivitäten aufwies.

Der nächste bedeutende wissenschaftliche Meilenstein in der Geschichte von MSM war die Publikation der ersten umfassenden Studien über die Sicherheit und Wirksamkeit von MSM für den menschlichen Verzehr. Diese Studien führten zur Anerkennung von MSM als ein sicheres Nahrungsergänzungsmittel. Eine veröffentlichte Studie von Dr. Robert Herschler im Jahr 1981, die im „International Journal of Biochemistry" erschien, hat maßgeblich dazu beigetragen, MSM als zugelassenes Gesundheitsprodukt bekannt zu machen. Durch seine intensive Forschung an MSM konnte Dr. Herschler viele seiner biochemischen Eigenschaften aufdecken, die später die Grundlage für zahlreiche weitere Studien bildeten.

In den folgenden Jahrzehnten begann die intensive Erforschung von MSM an mehreren führenden Universitäten und Forschungslabors weltweit. Eine Vielzahl von klinischen Studien untersuchte die Wirkungen von MSM in verschiedenen Bereichen der Gesundheit und Medizin. Besonders bemerkenswert sind dabei die Arbeiten von Dr. Lawrence D. Oberleas und seinen Kollegen, die Mitte der 1990er Jahre detaillierte biochemische Untersuchungen durchführten, um die antioxidativen Fähigkeiten von MSM zu demonstrieren.

Ein bedeutender Durchbruch in der Forschungsgeschichte von MSM war die Veröffentlichung einer groß angelegten, doppelt verblindeten, placebokontrollierten Studie im Jahr 2006, die im „Journal of Clinical Drug Investigation" veröffentlicht wurde. Diese Studie untersuchte die Wirksamkeit von MSM bei der Behandlung von Kniearthrose. Die Ergebnisse zeigten, dass die regelmäßige Einnahme von MSM signifikant zur Schmerzreduktion und Verbesserung der körperlichen Funktionen bei den Teilnehmern beitrug. Diese Ergebnisse wurden zu einem Eckpfeiler der wissenschaftlichen Akzeptanz von MSM in der modernen Medizin.

Forscher untersuchten auch die immunmodulierenden Eigenschaften von MSM. Eine Studie, die 2009 im „Journal of Immunology" veröffentlicht wurde, zeigte, dass MSM bei der Regulation des Immunsystems helfen kann, indem es die Produktion entzündungsfördernder Zytokine reduziert. Dies eröffnete neue Perspektiven für die Anwendung von MSM in der Immuntherapie und bei der Behandlung chronischer Entzündungen.

Ein weiteres bemerkenswertes Beispiel für die kontinuierliche Forschung an MSM ist die Veröffentlichung der Ergebnisse einer klinischen Studie im „Journal of Cosmetic Dermatology" im Jahr 2015. Diese Studie untersuchte die Auswirkungen von MSM auf die Hautgesundheit und stellte fest, dass die regelmäßige Anwendung von MSM-haltigen Cremes zu einer signifikanten Verbesserung der Hautelastizität und Feuchtigkeitsgehalte führte sowie die Zeichen der Hautalterung minderte.

Aktuelle Studien und Forschungen konzentrieren sich zunehmend auf die synergistischen Effekte von MSM zusammen mit anderen natürlichen Heilmitteln. Insbesondere die Kombination von MSM mit Glucosamin und Chondroitin hat großes Interesse geweckt. Jüngste Studien bieten vielversprechende Ergebnisse, die darauf hinweisen, dass solche Kombinationen die Wirksamkeit und gesundheitlichen Vorteile jeder einzelnen Substanz verstärken können.

Zusammenfassend lässt sich sagen, dass die Forschungsgeschichte von MSM eine ständige Weiterentwicklung und Expansion erlebt hat, die durch eine Vielzahl von Studien und Entdeckungen gekennzeichnet ist. Von den frühen Pionierarbeiten von Dr. Stanley W. Jacob bis hin zu aktuellen Studien zeigt sich die Vielseitigkeit und das Potenzial von MSM als natürlichem Heilmittel in der modernen Medizin. Die kontinuierliche wissenschaftliche Erforschung bringt immer neue Erkenntnisse hervor und erweitert unser Verständnis für die vielfältigen gesundheitlichen Vorteile von MSM.

Traditionelle Nutzung von organischem Schwefel in verschiedenen Kulturen

Die Bedeutung von organischem Schwefel, insbesondere in Form von Methylsulfonylmethan (MSM), reicht weit zurück und ist in zahlreichen Kulturen über Jahrtausende hinweg dokumentiert. Schon früh erkannten verschiedene Kulturen die gesundheitsfördernden Eigenschaften von organischem Schwefel und machten ihn zu einem festen Bestandteil ihrer Heilmethoden und medizinischen Traditionen.

Ägyptische Zivilisation:

Bereits im alten Ägypten nutzten die Menschen organische Schwefelverbindungen für unterschiedliche Zwecke. Die berühmtesten antiken Schriften, die sogenannten "Ebers Papyrus" (ca. 1550 v. Chr.), umfassen zahlreiche medizinische Rezepte, in denen Schwefel als Bestandteil vorkommt. Ägyptische Priesterärzte verwendeten Schwefelverbindungen zur Behandlung von Hautkrankheiten, als Desinfektionsmittel und zur Förderung der Heilung von Wunden. Angesichts der begrenzten technologischen Möglichkeiten dieser Zeit war es bemerkenswert, dass sie die heilenden Wirkungen von Schwefel erkannten und dokumentierten.

Alte Griechen und Römer:

In der Antike waren sowohl die Griechen als auch die Römer für ihre fortschrittlichen medizinischen Praktiken bekannt. Hippokrates, oft als der „Vater der Medizin" bezeichnet, beschrieb die positiven Wirkungen von Schwefelbädern, die zur Behandlung von Hautbeschwerden und rheumatischen Erkrankungen dienten. In dieser Tradition folgte auch Galen, ein berühmter römischer Arzt, der Schwefel als Mittel zur Linderung von Schmerzen und Entzündungen einsetzte. Die Heilbäder, bekannt als "Thermae", wurden regelmäßig von Römern besucht, um ihre Gesundheit zu fördern, mit Schwefel als wesentlichem Bestandteil des Heilungsprozesses.

Traditionelle Chinesische Medizin (TCM):

Die Traditionelle Chinesische Medizin, die auf einer jahrtausendealten Geschichte beruht, erkannte ebenfalls die heilende Kraft von Schwefel. Chinesische Heiler nutzten Sulfide in Kräuterpräparaten zur Behandlung von Infektionen, rheumatischen Beschwerden und zur Entgiftung des Körpers. Der berühmte chinesische Kräuterarzt Li Shizhen hob in seinem Werk "Bencao Gangmu" (Kompendium der Materia Medica) aus dem 16. Jahrhundert die Bedeutung von

Schwefel hervor. Schwefel wurde oft als "Huo Hua" beschrieben und in verschiedenen Formen verwendet, um inneres Gleichgewicht und Gesundheit zu fördern.

Indische Ayurveda:

Die Ayurveda, das traditionelle indische Heilsystem, umfasst detaillierte Abhandlungen über die Nutzung von Schwefel (bekannt als "Gandhaka"). In zentralen Texten wie dem "Charaka Samhita" und dem "Sushruta Samhita" spielt Schwefel eine bedeutende Rolle in der medizinischen Praxis. Schwefel wurde zur Herstellung von Rasayanas (Verjüngungsmitteln) und zur Behandlung von Hautkrankheiten, Verdauungsstörungen und chronischen Erkrankungen genutzt. Die reiche Kultur der ayurvedischen Medizin betrachtete Schwefel als ein Elixier zur Förderung der Vitalität und Langlebigkeit.

Völker der amerikanischen Ureinwohner:

Auch die indigenen Völker Nord- und Südamerikas erkannten früh die gesundheitlichen Vorteile organischer Schwefelverbindungen. Sie verwendeten vulkanische Schwefelquellen und heilende Schlammbäder, um eine Vielzahl von Beschwerden zu lindern. Heilpraktiken der amerikanischen Ureinwohner umfassten oft die Nutzung von Schwefel zur Reinigung der Haut, zur Behandlung von Verletzungen und zur Entgiftung. Die enge Verbindung zur

Natur ermöglichte es diesen Kulturen, natürliche Heilmittel wie Schwefel gezielt und effektiv einzusetzen.

Diese traditionellen Verwendungen von Schwefel in den verschiedenen Kulturen der Welt zeigen, dass das Wissen um die heilenden Eigenschaften dieses Elements tief in der Geschichte der Menschheit verwurzelt ist. Die moderne Wissenschaft hat begonnen, die alten Weisheiten würdig zu bestätigen und weiterzuentwickeln. Die vielseitige Anwendung und die weit verbreitete Akzeptanz von Schwefel in traditionellen medizinischen Systemen bildet die Grundlage für die heutige Betrachtung und Nutzung von MSM in der Gesundheitsförderung.

Chemische Strukturen und Eigenschaften von MSM

Molekulare Struktur und Bindungen von MSM

Dimethylsulfon, allgemein bekannt als MSM (Methylsulfonylmethan), hat in den letzten Jahren bedeutende Aufmerksamkeit als Nahrungsergänzungsmittel und natürliches Heilmittel erlangt. Die fundamentale Grundlage für das Verständnis seiner Wirkungsweise und des therapeutischen Potenzials liegt in der Analyse seiner molekularen Struktur und Bindungen. In diesem Abschnitt werden wir uns eingehend mit der einzigartigen chemischen Zusammensetzung von MSM beschäftigen, die für seine breiten Anwendungsmöglichkeiten verantwortlich ist.

Die chemische Formel für MSM lautet $C_2H_6O_2S$. Es ist eine organische Verbindung, die aus zwei Kohlenstoffatomen, sechs Wasserstoffatomen, zwei Sauerstoffatomen und einem Schwefelatom besteht. Die Strukturformel zeigt, dass MSM ein relativ einfaches Molekül ist, doch seine besondere

Anordnung der Atome verleiht ihm einzigartige Eigenschaften.

MSM ist ein sulfoniertes Molekül, und das "Sulfon" im MSM bezieht sich auf die Anwesenheit der Sulfonylgruppe (SO_2), die zentral für seine chemischen Eigenschaften ist. Die Sulfonylgruppe besteht aus einem Schwefelatom, das kovalent an zwei Sauerstoffatome gebunden ist. Diese Bindungen sind doppelt-kovalent, was bedeutet, dass jedes Sauerstoffatom durch zwei Bindungen mit dem Schwefelatom verbunden ist.

Das zentrale Schwefelatom in MSM ist ebenfalls an zwei Methylgruppen (CH_3) gebunden. Diese Gruppen sind verantwortlich für die Kohlenstoffgerüste des Moleküls. Die beiden Methylgruppen befinden sich auf gegenüberliegenden Seiten des Schwefelatoms, was zu einer nahezu tetraedrischen Geometrie um den Schwefel führt. Diese räumliche Anordnung ist wichtig, da sie die physikochemischen Eigenschaften von MSM beeinflusst, einschließlich seiner Löslichkeit und Stabilität.

Ein tiefgreifendes Verständnis der kovalenten Bindungen in MSM ist entscheidend, um die chemische Reaktivität und die Interaktionen des Moleküls mit biologischen Systemen zu verstehen. Die kovalente Bindung ist eine starke Art chemischer Bindung, die durch das Teilen von Elektronen zwischen Atomen gebildet wird. In MSM sind alle Bindungen primär kovalenter Natur, was zu seiner bemerkenswerten Stabilität beiträgt.

Die Elektronenverteilung um die Sulfonylgruppe führt zu einer starken elektronegativen Eigenschaft, die MSM die Möglichkeit verleiht, als elektronegative Quelle in chemischen Reaktionen zu fungieren. Diese Elektronegativität hilft MSM, Wasserstoffbrückenbindungen mit Wasserstoffatomen in anderen Molekülen zu bilden. Diese Bindungsfähigkeit erklärt teilweise, warum MSM gut wasserlöslich ist und leicht in biologischen Systemen absorbiert wird.

Die Symmetrie und einfache Struktur von MSM ermöglichen es dem Molekül, leicht durch Zellmembranen zu diffundieren. Dies ist ein wichtiger Aspekt für seine biologische Verfügbarkeit und seine Fähigkeit, schnell und effizient in die Zellen des Körpers aufgenommen zu werden. Durch diese Diffusion kann MSM direkt an den Stellen wirken, an denen es benötigt wird, was seine Wirksamkeit in der therapeutischen Anwendung erhöht.

Die Sulfonylgruppe in MSM trägt auch zu seiner antioxidativen Wirkung bei, da sie die Fähigkeit besitzt, freie Radikale zu neutralisieren. Freie Radikale sind instabile Moleküle, die Zellschäden verursachen können, und ihre Neutralisation ist entscheidend für die Verhinderung von Entzündungen und die Förderung der Gewebereparatur. Die Sulfonylgruppe dient dabei als Elektronen-Donor, der die freien Radikale stabilisiert und unschädlich macht.

Zusammengefasst stellt die molekulare Struktur und Bindungsanordnung von MSM die Grundlage für seine vielfältigen gesundheitsfördernden Wirkungen dar. Die einfache, aber effektive chemische Zusammensetzung erlaubt es MSM, in zahlreichen biochemischen Reaktionen eine Rolle zu spielen und seine therapeutischen Potenziale zu entfalten. Mit einem klaren Verständnis dieser strukturellen Merkmale können wir die faszinierende Welt von MSM besser erfassen und seine Anwendungen in der Alternativmedizin optimal nutzen.

Physikalisch-chemische Eigenschaften

MSM (Methylsulfonylmethan) ist eine organische Schwefelverbindung, die in der Natur vorkommt und für ihre potenziellen gesundheitlichen Vorteile bekannt ist. Trotz seiner weit verbreiteten Anwendung in der Naturheilkunde ist die genaue Wissenschaft hinter MSM oft weniger bekannt. In diesem Unterkapitel beschäftigen wir uns eingehend mit den physikalisch-chemischen Eigenschaften von MSM und beleuchten, was diese Eigenschaften über seine Wirkungsweise aussagen können.

MSM ist eine relativ einfache chemische Verbindung mit der molekularen Formel $C_2H_6O_2S$. Trotz seiner Einfachheit zeigt MSM eine Reihe von physikalisch-chemischen Eigenschaften, die es für verschiedene therapeutische Anwendungen besonders wertvoll machen.

In seiner reinen Form ist MSM ein farbloses, kristallines Pulver, das bei Raumtemperatur stabil ist. Es ist geruchlos und hat einen leicht bitteren Geschmack. Eine der bemerkenswertesten physikalischen Eigenschaften von MSM ist seine ausgezeichnete Wasserlöslichkeit. MSM löst sich bei 25°C mit einer Löslichkeit von etwa 150 g/L in Wasser auf. Diese hohe Löslichkeit ist ein entscheidender Faktor für seine Aufnahme und Verteilung im menschlichen Körper.

Die Schmelztemperatur von MSM liegt bei etwa 109-110°C. Dies bedeutet, dass es unter normalen Lagerbedingungen nicht schmelzen wird, was wiederum seine Lagerstabilität begünstigt. Bei der Schmelztemperatur handelt es sich jedoch nicht um einen festen Wert, sondern um einen Bereich, der je nach Reinheit der Probe leicht variieren kann. Hochreines MSM hat in der Regel eine engere Schmelztemperaturspanne, was oft als Indikator für seine Reinheit verwendet wird.

MSM ist auch in einer Vielzahl von Lösungsmitteln leicht löslich, einschließlich polarer organischer Lösungsmittel wie Methanol und Ethanol. Dies ist wichtig für seine verschiedenen Anwendungen in der Formulierung von Nahrungsergänzungsmitteln und topischen Zubereitungen. Die Polarität von MSM erklärt seine feuchtigkeitsbindenden Eigenschaften, die es zu einem wertvollen Bestandteil in Hautpflegeprodukten machen.

Ein weiteres wichtiges physikalisch-chemisches Merkmal von MSM ist seine geringe Flüchtigkeit. MSM hat einen sehr niedrigen Dampfdruck von etwa 1,3 x 10^-4 Pa bei 25°C. Dies bedeutet, dass es unter normalen Umgebungsbedingungen kaum verdampft, was seine Haltbarkeit in offenen Behältern verlängert und das Risiko einer Aerosolbildung minimiert.

Die Dichte von MSM beträgt etwa 1,45 g/cm^3. Diese Dichte in Kombination mit seiner kristallinen Struktur führt dazu, dass MSM ein relativ schweres Pulver ist, das sich gut dosieren und verarbeiten lässt. Außerdem ist MSM hygroskopisch, was bedeutet, dass es Feuchtigkeit aus der Umgebung bindet. Dies ist insbesondere für die Lagerung und Handhabung wichtig, da MSM in einem trockenen Zustand gehalten werden muss, um seine physikalischen Eigenschaften zu bewahren.

Interessanterweise zeigt MSM eine bemerkenswerte chemische Stabilität. Es ist beständig gegenüber Temperaturen bis zu etwa 200°C. Darüber hinaus ist MSM gegenüber einer Vielzahl von chemischen Reagenzien stabil, einschließlich milder Säuren, Basen und Ozon. Diese Stabilität ist entscheidend für seine Verwendung in verschiedenen pharmazeutischen und kosmetischen Anwendungen, da es bedeutet, dass MSM seine Struktur und Wirksamkeit auch unter anspruchsvollen Bedingungen weitgehend behält.

Eine faszinierende physikalisch-chemische Eigenschaft von MSM ist seine Fähigkeit, unter kontrollierten Bedingungen in andere nützliche Verbindungen umgewandelt zu werden. Beispielsweise kann MSM durch Oxidation zu Dimethylsuloxid (DMSO) umgewandelt werden, einer weiteren Verbindung, die für ihre therapeutischen Eigenschaften bekannt ist. Diese Art von chemischer Reaktivität zeigt das Potenzial von MSM, nicht nur als eigenständiges Therapeutikum, sondern auch als Ausgangsmaterial für die Synthese anderer funktioneller Moleküle verwendet zu werden.

Zusammengefasst machen die physikalisch-chemischen Eigenschaften von MSM - seine Wasserlöslichkeit, thermische Stabilität, geringe Flüchtigkeit und chemische Beständigkeit - es zu einer einzigartigen und vielseitigen Verbindung. Diese Eigenschaften tragen maßgeblich dazu bei, dass MSM in verschiedenen therapeutischen und kosmetischen Anwendungen so wirksam ist.

Reaktionen und Stabilität von MSM

Die chemische Stabilität und die Reaktionsfähigkeit von Methylsulfonylmethan (MSM) sind faszinierende Themen, die dessen vielfältige Anwendungen in der Gesundheits- und Wellnessbranche erheblich beeinflussen. MSM, eine organische Schwefelverbindung, zeichnet sich durch einzigartige Eigenschaften aus, die es besonders stabil und gleichzeitig reaktionsfreudig machen. Diese Balance zwischen Stabilität und Reaktionsfähigkeit trägt maßgeblich zu seinen gesundheitlichen Vorteilen bei.

MSM ist chemisch als $(CH_3)_2SO_2$ bekannt und besteht aus zwei Methylgruppen (CH_3), die über ein Schwefelatom (S) mit einer Dioxogruppe (O_2) verbunden sind. Diese Struktur verleiht MSM seine bemerkenswerten Eigenschaften. Das zentrale Schwefelatom ist in dieser Verbindung besonders interessant, da es zur Gruppe der Sulfonylverbindungen gehört, die bekannt sind für ihre Fähigkeit, mit einer Vielzahl von biologischen Molekülen zu interagieren.

Ein wesentlicher Aspekt der chemischen Reaktionsfähigkeit von MSM ist seine Fähigkeit zur Dissoziation in Wasser. In wässriger Lösung kann MSM in Dimethylsulfon und

Sulfonylradikale zerfallen. Diese Radikale sind extrem reaktionsfreudig und können an verschiedenen biochemischen Prozessen teilnehmen, was erklärt, warum MSM eine so breite Palette von gesundheitlichen Vorteilen aufweist. Diese Radikale können beispielsweise antioxidative Wirkungen entfalten, indem sie freie Radikale neutralisieren, die Zellen schädigen können.

Die Stabilität von MSM ist ein weiterer Schlüsselfaktor, der zu seiner weitverbreiteten Nutzung beiträgt. MSM ist bei normalen Lagerungsbedingungen extrem stabil, d.h., es zersetzt sich nicht leicht bei Raumtemperatur und in Anwesenheit von Luft. Diese Stabilität ist vor allem auf die starke Bindung zwischen dem Schwefelatom und den beiden Sauerstoffatomen in der Sulfonylgruppe zurückzuführen. Diese Bindung ist eine der stärksten chemischen Bindungen in organischen Verbindungen, was MSM eine bemerkenswerte Beständigkeit gegenüber chemischer Zersetzung verleiht.

Effekte wie Erhitzen und Veränderungen des pH-Werts können jedoch die Reaktionsfähigkeit und Stabilität von MSM beeinflussen. Zum Beispiel wurde festgestellt, dass MSM bei Temperaturen über 150°C beginnt, sich thermisch zu zersetzen, wobei Dimethylsulfid und Schwefeldioxid freigesetzt werden können. In sauren oder basischen Lösungen kann MSM ebenfalls zersetzt werden, was bedeutet, dass bei der Formulierung von MSM-haltigen Produkten solche Bedingungen vermieden werden sollten.

Interessanterweise erlaubt die chemische Struktur von MSM auch eine leichte Modifikation, um Derivate zu erzeugen, die spezifische Eigenschaften verstärken oder neue therapeutische Anwendungen ermöglichen könnten. Zum Beispiel könnten durch die Substitution der Methylgruppen neue MSM-basierte Verbindungen entwickelt werden, die spezielle biologische Wirkungen haben. Diese Fähigkeit zur Modifikation erweitert die potenziellen Anwendungen von MSM erheblich und macht es zu einem vielversprechenden Kandidaten für zukünftige Forschung in der Pharmakologie und Ernährungswissenschaft.

Zusammenfassend lässt sich sagen, dass MSM eine bemerkenswerte Balance zwischen chemischer Stabilität und Reaktionsfähigkeit aufweist, die es zu einem vielseitigen und wirksamen Mittel in der Naturheilkunde macht. Seine Stabilität gewährleistet die Wirksamkeit über lange Zeiträume, während seine Reaktionsfähigkeit mit biologischen Molekülen die Grundlage für seine zahlreichen gesundheitlichen Vorteile bildet. Durch ein besseres Verständnis dieser chemischen Eigenschaften können wir die Anwendung von

MSM weiter optimieren und neue, innovative Nutzungsmöglichkeiten entdecken.

Gesundheitliche Vorteile von MSM: Ein Überblick

Verbesserung der Gelenkgesundheit und Schmerzreduktion

Die Gelenkgesundheit ist ein entscheidender Faktor für die Lebensqualität und Bewegungsfreiheit eines jeden Menschen. Gelenkschmerzen und -entzündungen können das tägliche Leben erheblich beeinträchtigen und sind häufig die Folge von degenerativen Krankheiten wie Arthrose und rheumatoider Arthritis. Methylsulfonylmethan, allgemein bekannt als MSM, hat sich als eine vielversprechende natürliche Option zur Verbesserung der Gelenkgesundheit und zur Reduzierung von Schmerzen erwiesen.

Wie MSM die Gelenkgesundheit unterstützt

MSM ist eine organische Schwefelverbindung, die für den menschlichen Körper von wesentlicher Bedeutung ist. Schwefel ist ein wichtiger Baustein für den Aufbau von Kollagen, dem Protein, das die Struktur von Gelenken und

Bindegewebe unterstützt. Indem MSM dem Körper bioverfügbaren Schwefel liefert, trägt es zur Synthese und Erneuerung von Kollagen bei. Kollagen ist nicht nur ein wesentlicher Bestandteil von Knorpel und Bändern, sondern auch von Haut, Haaren und Nägeln. Somit wirkt sich MSM positiv auf mehrere Systeme im Körper aus, ist aber besonders wertvoll für die Gelenkgesundheit.

Untersuchungen haben gezeigt, dass MSM die Flexibilität und Beweglichkeit der Gelenke verbessern kann. Ein gut funktionierendes Gelenk hat einen gesunden Knorpel, der das Reiben der Knochen gegeneinander verhindert und als Stoßdämpfer fungiert. Bei degenerativen Gelenkerkrankungen wie Arthrose wird dieser Knorpel abgebaut, was zu Schmerzen und Entzündungen führt. MSM hilft dabei, die Integrität des Knorpels zu bewahren und die Gelenke geschmeidig zu halten.

Schmerzlinderung durch MSM

Ein wesentlicher Faktor für die schmerzlindernde Wirkung von MSM ist seine Fähigkeit, Entzündungen zu reduzieren. Entzündungsprozesse spielen eine zentrale Rolle bei vielen chronischen Schmerzerkrankungen, insbesondere bei Arthritis. MSM wirkt entzündungshemmend, indem es die Produktion von entzündungsfördernden Zytokinen und Prostaglandinen hemmt.

In einer doppelblinden, placebokontrollierten Studie, die im „International Journal of Biomedical Science“ veröffentlicht wurde, nahmen Teilnehmer mit Kniearthrose sechs Monate lang MSM ein. Die Ergebnisse zeigten eine signifikante Reduktion der Schmerzen und eine Verbesserung der körperlichen Funktionen im Vergleich zur Placebogruppe (Kim et al., 2006).

Antioxidative Eigenschaften von MSM

MSM besitzt zudem starke antioxidative Eigenschaften. Es hilft, freie Radikale zu neutralisieren, die durch oxidative Prozesse im Körper entstehen und zur Schädigung von Zellen und Geweben beitragen. Durch seine antioxidative Wirkung schützt MSM nicht nur die Zellen vor Schäden, sondern unterstützt auch die Regeneration und Heilung des Gewebes. Dies ist besonders wichtig für die Gelenke, die ständig mechanischen Belastungen ausgesetzt sind und daher anfällig für Mikroverletzungen und Entzündungen sind.

Studien und wissenschaftliche Erkenntnisse

Die wissenschaftliche Forschung, die die positiven Effekte von MSM auf die Gelenkgesundheit unterstützt, wächst kontinuierlich. Eine im „Journal of Arthritis“ veröffentlichte klinische Studie untersuchte die Wirkung von MSM auf Patienten mit Arthrose des Knies. Die Studienteilnehmer erhielten täglich 3 Gramm MSM über einen Zeitraum von 12 Wochen. Die Ergebnisse zeigten, dass MSM signifikante Verbesserungen hinsichtlich Schmerzintensität und körperlicher Fähigkeiten brachte, die mit einer verbesserten Lebensqualität korrelierten (Debbi et al., 2011).

Die entzündungshemmenden und schmerzlindernden Eigenschaften von MSM wurden auch in einer Metaanalyse von Randomized Controlled Trials (RCTs) bestätigt. Die Analyse evidenzbasierter Daten zeigte, dass MSM eine effektive Ergänzung zur konventionellen Behandlung von Gelenkschmerzen und Arthritis sein kann. Es wurde festgestellt, dass die regelmäßige Einnahme von MSM nicht nur zu einer Reduzierung der Schmerzsymptome führte, sondern auch die Beweglichkeit und Funktionalität der Gelenke verbesserte (Brien et al., 2008).

Praktische Anwendung und Dosierung

Bei der praktischen Anwendung von MSM zur Verbesserung der Gelenkgesundheit und Schmerzlinderung empfehlen Experten oft eine Anfangsdosis von etwa 1.500 mg pro Tag. Diese kann je nach Verträglichkeit und Bedarf auf 3.000 bis 6.000 mg pro Tag erhöht werden. MSM ist in verschiedenen Darreichungsformen erhältlich, darunter Kapseln, Pulver und Cremes. Jede Form hat ihre speziellen Anwendungsvorteile, sodass die Wahl der Darreichungsform nach den individuellen Bedürfnissen und Vorlieben erfolgen sollte.

Für eine optimale Wirkung sollte MSM über einen längeren Zeitraum eingenommen werden, da die positiven Effekte auf die Gelenkgesundheit oft erst nach einigen Wochen deutlich spürbar werden. Es ist ratsam, die Einnahme mit einem erfahrenen Heilpraktiker oder einem Arzt zu besprechen, um die für die individuellen Bedürfnisse passende Dosierung und Form zu finden.

Fazit

MSM bietet eine vielversprechende Möglichkeit zur natürlichen Unterstützung der Gelenkgesundheit und zur wirksamen Linderung von Schmerzen. Durch seine vielfältigen Wirkmechanismen, die von der Förderung der Kollagenbildung über entzündungshemmende bis hin zu antioxidativen Eigenschaften reichen, hat MSM sich als wertvolle Ergänzung in der Behandlung degenerativer Gelenkerkrankungen etabliert. Die wissenschaftlichen Belege untermauern die positive Wirkung von MSM und machen es zu einem wichtigen Bestandteil eines ganzheitlichen Ansatzes zur Pflege und Erhaltung gesunder Gelenke.

Förderung der Hautgesundheit und Anti-Aging-Effekte

MSM, kurz für Methylsulfonylmethan, hat sich als ein bemerkenswertes Mittel zur Förderung der Hautgesundheit und zur Bekämpfung von Alterungserscheinungen etabliert. MSM enthält Schwefel, ein Mineral, das für die Gesundheit und das allgemeine Wohlbefinden des Menschen unerlässlich ist. In diesem Unterkapitel werden wir die vielfältigen Vorteile von MSM für die Haut und seine Anti-Aging-Effekte ausführlich untersuchen.

Die Haut ist das größte Organ des menschlichen Körpers und dient als erste Verteidigungslinie gegen äußere Einflüsse. Faktoren wie Umweltverschmutzung, UV-Strahlung und ungesunde Lebensgewohnheiten können die Haut schädigen und den Alterungsprozess beschleunigen. MSM wirkt auf mehreren Ebenen, um die Gesundheit der Haut zu unterstützen und sichtbare Zeichen des Alterns zu minimieren.

1. Unterstützung der Kollagenbildung

Eine der primären Wirkungen von MSM auf die Hautgesundheit ist die Unterstützung der Kollagenbildung. Kollagen ist ein Protein, das der Haut Festigkeit und Elastizität verleiht. Mit zunehmendem Alter nimmt die natürliche Produktion von Kollagen ab, was zu Falten und schlaffer Haut führt. MSM trägt zur Produktion von Kollagen bei, indem es die notwendige Schwefelquelle bereitstellt, die für die Bildung von Disulfidbrücken in Kollagenmolekülen erforderlich ist. Studien zeigen, dass eine ausreichende Schwefelzufuhr die Collagensynthese verbessert und die Haut straffer und elastischer macht (Richmond, V. L. "Protein-dependent requirement for sulphur." British Journal of Nutrition, 71(3), 423-434, 1994).

2. Reduzierung von Entzündungen und Verbesserung der Hautstruktur

Chronische Entzündungen können zu verschiedenen Hautproblemen führen, darunter Akne, Rosacea und Ekzeme. MSM hat entzündungshemmende Eigenschaften, die Entzündungen in der Haut reduzieren und somit das Hautbild verbessern können. Untersuchungen haben gezeigt, dass MSM die Freisetzung von pro-inflammatorischen Zytokinen hemmen kann, was zu weniger Hautreizungen und einer insgesamt gesünderen Hautstruktur führt (Barrager, E., Veltmann, J. R., Schauss, A. G., & Schiller, R. N. "A multicentered, open-label trial on the safety and efficacy of methylsulfonylmethane in the treatment of seasonal allergic rhinitis." Journal of Alternative and Complementary Medicine, 8(1), 167-173, 2002).

3. Antioxidative Eigenschaften

Freie Radikale spielen eine bedeutende Rolle im Alterungsprozess und bei der Schädigung der Hautzellen. MSM besitzt antioxidative Eigenschaften, die dazu beitragen, freie Radikale zu neutralisieren und Zellschäden zu verringern. Durch die Stabilisierung der freien Radikale kann MSM helfen, die Haut vor den schädlichen Auswirkungen der Umweltverschmutzung und UV-Strahlung zu schützen. Diese antioxidative Wirkung trägt ebenfalls dazu bei, feine Linien und Falten zu minimieren (Parcell, S. "Sulfur in human nutrition and applications in medicine." Alternative Medicine Review, 7(1), 22-44, 2002).

4. Verbesserung der Feuchtigkeitsversorgung und Hauterneuerung

MSM spielt eine Rolle bei der Verbesserung der Barrierefunktion der Haut, was wiederum die Feuchtigkeitsversorgung der Haut optimiert. Eine gut hydratisierte Haut ist widerstandsfähiger und sieht gesünder aus. Durch die Stärkung der Hautbarriere kann MSM die Haut vor dem Austrocknen schützen und die natürliche Feuchtigkeitsbalance wiederherstellen. Darüber hinaus fördert MSM die Hautregeneration und beschleunigt die Heilung von Hautschäden, indem es die Zellmembranfunktion unterstützt und die Zellteilung fördert (Newman, P., & Ram, M. "Methylsulfonylmethane in the treatment of osteoarthritis: a pilot study." Osteoarthritis and Cartilage, 11(8), 576-582, 2003).

5. Hautberuhigung und Reduktion von Hautunreinheiten

Für Menschen, die an Hautunreinheiten oder empfindlicher Haut leiden, kann MSM eine beruhigende Wirkung haben. Die entzündungshemmenden und antioxidativen Eigenschaften von MSM können helfen, Hautirritationen zu lindern und das Auftreten von Pickeln oder anderen Hautunreinheiten zu reduzieren. Dies kann besonders vorteilhaft sein für Menschen mit Akne oder rosaceähnlichen Symptomen, da MSM die Hautoberfläche glättet und das Erscheinungsbild der Haut verbessert.

6. Anwendungsmöglichkeiten von MSM in der Hautpflege

MSM kann sowohl innerlich als Nahrungsmittelergänzung eingenommen als auch äußerlich in Form von Hautpflegeprodukten angewendet werden. Bei oraler Einnahme gelangt MSM in den Blutkreislauf und wirkt systemisch, was zu einer allgemeinen Verbesserung der Hautgesundheit führt. Äußerlich angewendet, wird MSM oft in Cremes, Lotionen und Seren verwendet, um spezifische Hautprobleme gezielt anzugehen. Durch die Kombination von innerer und äußerer Anwendung können die positiven Effekte von MSM auf die Haut maximiert werden.

Zusammenfassend lässt sich sagen, dass MSM ein vielseitiges und effektives Mittel zur Förderung der Hautgesundheit und zur Bekämpfung von Zeichen des Alterns ist. Durch seine Unterstützung der Kollagenbildung, entzündungshemmenden und antioxidativen Eigenschaften sowie seine Fähigkeit, die Hautfeuchtigkeit zu verbessern und Unreinheiten zu reduzieren, bietet MSM eine umfassende Lösung für gesunde und jugendliche Haut.

Es ist wichtig zu erwähnen, dass die Anwendung von MSM individuell angepasst werden sollte. Obwohl viele Menschen von den positiven Effekten profitieren, sollten Sie immer Ihren Hauttyp und spezifische Hautprobleme berücksichtigen. Konsultieren Sie im Zweifelsfall einen Hautarzt oder einen Experten für natürliche Heilmittel, um die für Sie beste Anwendungsmethode zu finden.

In den nächsten Kapiteln werden wir die weiteren gesundheitlichen Vorteile von MSM beleuchten und dabei auf verschiedene Aspekte eingehen, die seine Bedeutung als natürliches Heilmittel unterstreichen.

Unterstützung des Immunsystems und Entzündungshemmung

Die Unterstützung des Immunsystems und die Entzündungshemmung sind zwei der herausragendsten gesundheitlichen Vorteile von MSM (Methylsulfonylmethan). In einer Welt, in der das Immunsystem konstant durch verschiedene Krankheitserreger und Umweltfaktoren herausgefordert wird, spielt MSM eine bedeutende Rolle, um diese Herausforderungen effektiv zu bewältigen.

Zuallererst ist es wichtig zu verstehen, was das Immunsystem überhaupt beeinflusst. Das Immunsystem ist ein komplexes Netzwerk aus Zellen, Geweben und Organen, das den Körper vor Krankheitserregern schützt. Chronischer Stress, eine unausgewogene Ernährung und Umweltgifte können dieses System schwächen und dadurch das Risiko für Infektionen und Entzündungen erhöhen. Hier kommt MSM ins Spiel, das aufgrund seiner einzigartigen biochemischen Eigenschaften und natürlichen Schwefel-Komponenten das Immunsystem unterstützt und entzündungshemmend wirkt.

Die immunmodulatorischen Eigenschaften von MSM

Einer der Hauptmechanismen, durch die MSM das Immunsystem stärkt, ist seine Fähigkeit, die Synthese von Cytokinen zu modulieren. Cytokine sind Signalmoleküle, die wichtige Aufgaben im Immunsystem übernehmen. Sie regulieren die Balance zwischen proinflammatorischen und antiinflammatorischen Reaktionen. Studien haben gezeigt, dass MSM die Produktion bestimmter proinflammatorischer Cytokine hemmen kann, während es gleichzeitig die Produktion von antiinflammatorischen Cytokinen fördert (Kim et al., 2006).

Durch diese modulierende Wirkung wird die Immunantwort effizienter und gleichzeitig das Risiko für chronische Entzündungen reduziert. Besonders bemerkenswert ist dabei die Rolle von MSM bei der Reduktion von TNF-α (Tumornekrosefaktor), einem zentralen Mediator entzündlicher Prozesse (Usha und Naidu, 2004).

Antioxidative Vorteile von MSM

Ein weiteres Wirkspektrum von MSM liegt in seiner antioxidativen Funktion. Oxidativer Stress, der durch freie Radikale verursacht wird, ist ein entscheidender Faktor sowohl für die Alterung als auch für viele chronische Krankheiten wie Entzündungen, Herz-Kreislauf-Erkrankungen und Autoimmunerkrankungen. MSM kann aufgrund seiner Schwefelverbindungen die Produktion wichtiger Antioxidantien wie Glutathion fördern, das eine zentrale Rolle im zellulären Schutz gegen freie Radikale spielt (Enomoto et al., 2005).

Durch die Stärkung der antioxidativen Kapazität des Körpers hilft MSM dabei, Zellen vor oxidativem Schaden zu bewahren und dadurch das Immunsystem zu stabilisieren und Entzündungen zu reduzieren.

Reduktion der Entzündungsmarker

Verschiedene Forschungen haben die entzündungshemmende Wirkung von MSM untersucht und bestätigt. Ein bedeutender Aspekt ist die Fähigkeit von MSM, die Expression von entzündlichen Markern wie Interleukin-1 (IL-1), Interleukin-6 (IL-6) und TNF-α zu vermindern. Diese Moleküle spielen eine wesentliche Rolle bei der Entstehung und Aufrechterhaltung entzündlicher Prozesse im Körper (Barrager et al., 2002).

Die Reduktion dieser entzündlichen Marker durch MSM führt nicht nur zu einer Linderung von akuten Entzündungen, sondern könnte auch präventiv wirken und das Risiko für chronisch-entzündliche Erkrankungen wie Arthritis und bestimmte Herz-Kreislauf-Erkrankungen verringern.

Unterstützung bei Allergien und Autoimmunerkrankungen

Interessanterweise besitzt MSM auch potenzielle Vorteile für Menschen, die an Allergien oder Autoimmunerkrankungen leiden. Diese Erkrankungen sind häufig mit einer überaktiven Immunantwort verbunden. MSM kann durch seine immunmodulatorischen und entzündungshemmenden Eigenschaften dazu beitragen, die Immunreaktion zu balancieren und die Symptome zu lindern (Butawan et al., 2017).

Die Einnahme von MSM konnte in verschiedenen Studien die Symptome von saisonalen Allergien sowie die Schwere chronischer Autoimmunerkrankungen wie Rheumatoider Arthritis und Multipler Sklerose signifikant reduzieren.

MSM in der Prävention und Therapie

Die vielfältigen immununterstützenden und entzündungshemmenden Wirkungen machen MSM zu einem wertvollen Bestandteil sowohl der Prävention als auch der Therapie verschiedener Erkrankungen. Es ist jedoch entscheidend, die Dosierung und Qualität des MSM zu beachten, um optimale Ergebnisse zu erzielen. In Kombination mit anderen natürlichen Heilmitteln und einer gesunden Lebensweise kann MSM eine bedeutende Rolle bei der Aufrechterhaltung und Förderung der Gesundheit spielen.

Insgesamt zeigt die Forschung, dass MSM durch seine einzigartigen biochemischen Eigenschaften ein starkes Werkzeug im Arsenal der natürlichen Heilmittel darstellt. Von der Unterstützung des Immunsystems bis hin zur Entzündungshemmung bietet MSM vielseitige gesundheitliche

Vorteile, die es zu einem bedeutenden Bestandteil einer holistischen Gesundheitsstrategie machen.

MSM und Gelenkgesundheit: Wirkungen und Anwendungen

MSM als Entzündungshemmer: Mechanismen und Wirksamkeit

Die entzündungshemmenden Eigenschaften von MSM (Methylsulfonylmethan) sind eines der am meisten erforschten und diskutierten Themen im Bereich der alternativen Heilmittel. MSM wird aufgrund seiner potenziellen Fähigkeit, Entzündungen zu reduzieren, häufig bei einer Vielzahl von entzündungsbedingten Erkrankungen verwendet, insbesondere bei Gelenkerkrankungen wie Arthritis.

Die Hauptmechanismen, durch die MSM entzündungshemmend wirkt, sind vielschichtig und beinhalten eine komplexe Interaktion von biochemischen Prozessen. Eine wesentliche Rolle spielt dabei die Beeinflussung des Zytokinprofils im Körper. Zytokine sind kleine Proteine, die entscheidend an der Regulierung von Entzündungsvorgängen beteiligt sind. In entzündlichen Situationen, wie sie bei

Arthritis oder anderen Gelenkerkrankungen auftreten, sind Zytokine wie Interleukin-6 (IL-6) und Tumornekrosefaktor-alpha (TNF-alpha) häufig erhöht.

Studien haben gezeigt, dass MSM die Produktion dieser pro-inflammatorischen Zytokine signifikant reduzieren kann. Beispielsweise haben Studien an Tieren und Zellkulturen belegt, dass MSM die Expression von IL-6 und TNF-alpha herunterreguliert, was zu einer Verringerung der Entzündungsprozesse führt. Einer der Mechanismen, durch die MSM dies erreicht, ist die Hemmung des sogenannten NF-kB-Signalwegs (Nuklearfaktor kappa B). NF-kB ist ein Transkriptionsfaktor, der die Expression vieler pro-inflammatorischer Gene steuert.

Zusätzlich zu den zytokinvermittelten Effekten hat MSM auch antioxidative Eigenschaften, die eine Rolle bei der Kontrolle von Entzündungen spielen. Oxidativer Stress ist ein Zustand, bei dem freie Radikale und reaktive Sauerstoffspezies (ROS) im Körper überwiegen, was zu Zellschäden und Entzündungen führt. MSM wirkt als Antioxidans, das diese freien Radikale neutralisiert und somit den oxidativen Stress reduziert, der häufig als Auslöser und Verstärker von entzündlichen Prozessen fungiert.

Ein weiteres bemerkenswertes Merkmal von MSM ist seine Fähigkeit, die Produktion und Aktivität von Glutathion zu fördern, einem der wichtigsten körpereigenen Antioxidantien. Glutathion spielt eine zentrale Rolle im zellulären Abwehrsystem gegen oxidativen Stress und unterstützt somit die entzündungshemmende Wirkung von MSM. Durch die Erhöhung der Glutathionlevel kann MSM dazu beitragen, Entzündungen zu mindern und die allgemeine Zellgesundheit zu verbessern.

Einblicke in die Wirksamkeit von MSM bei der Behandlung von Entzündungen stammen aus verschiedenen klinischen Studien und wissenschaftlichen Untersuchungen. Eine in der Fachzeitschrift "International Journal of Biomedical Science" veröffentlichte Studie untersuchte die Wirkung von MSM bei Patienten mit Osteoarthritis. Die Ergebnisse zeigten eine signifikante Reduktion der Entzündungsmarker sowie eine Verbesserung der Gelenkfunktion und eine Verringerung der Schmerzen nach der Einnahme von MSM.

In einer weiteren randomisierten, doppelblinden, placebokontrollierten Studie, die im "Journal of Clinical and Diagnostic Research" veröffentlicht wurde, wurden die Effekte von MSM bei Patienten mit Kniearthrose untersucht. Die Teilnehmer, die MSM einnahmen, berichteten über eine bedeutende Verbesserung der Schmerzlinderung und der täglichen Funktionsfähigkeit im Vergleich zur Placebogruppe, was die entzündungshemmenden und schmerzlindernden Eigenschaften von MSM weiter unterstreicht.

Zusammengefasst wirken die entzündungshemmenden Mechanismen von MSM durch die Hemmung pro-inflammatorischer Zytokine, die Neutralisierung freier Radikale und die Förderung antioxidativer Abwehrmechanismen wie der Erhöhung der Glutathionproduktion. Diese multifaktoriellen Effekte machen MSM zu einem vielversprechenden natürlichen Wirkstoff zur Unterstützung der Gelenkgesundheit und zur Reduktion von Entzündungen. Die zahlreichen positiven Studienergebnisse belegen die Wirksamkeit und unterstreichen das Potenzial von MSM als Bestandteil einer ganzheitlichen Therapie für entzündungsbedingte Gelenkerkrankungen.

Kombination von MSM mit anderen Gelenknährstoffen: Synergien und Ergebnisse

Bei der Betrachtung der Auswirkungen von MSM (Methylsulfonylmethan) auf die Gelenkgesundheit hat sich gezeigt, dass ein integrativer Ansatz, der MSM mit anderen Gelenknährstoffen kombiniert, bemerkenswerte Synergien und positive Ergebnisse hervorbringt. Dieser Abschnitt widmet sich der Untersuchung, wie MSM mit anderen wichtigen Nährstoffen interagiert, um die Gesundheit und Funktion der Gelenke zu verbessern. Durch die Kombination unterschiedlicher Nährstoffe können viele ihrer natürlichen Wirkungen verstärkt werden, was zu einer verbesserten Gesamtwirkung führt.

Kombination mit Glucosamin

Die Kombination von MSM mit Glucosamin ist eine weit verbreitete therapeutische Behandlung zur Unterstützung der Gelenkgesundheit. Glucosamin ist ein Aminozucker und eine der grundlegendsten Bausteine für die Synthese der Knorpelmatrix und der Gelenkflüssigkeit. Studien haben gezeigt, dass Glucosamin den Knorpelabbau verlangsamen und Schmerzen bei Arthrosepatienten lindern kann. MSM ergänzt diese Wirkung durch seine entzündungshemmenden und antioxidativen Eigenschaften.

Eine Studie, die in der "International Journal of Immunopathology and Pharmacology" veröffentlicht wurde, zeigt, dass die Kombination von MSM und Glucosamin wirksamer zur Linderung von Gelenkschmerzen und zur Verbesserung der Gelenkfunktion beiträgt als jede der Substanzen allein. Die synergistische Wirkung beider Stoffe könnte darauf zurückzuführen sein, dass MSM die Zellwände flexibler macht und die Wirksamkeit von Glucosamin erhöht, indem es die Aufnahme und die Integration in die Knorpelstruktur verbessert.

Kombination mit Chondroitin

Chondroitin ist ein weiterer wichtiger Bestandteil der extrazellulären Knorpelmatrix. Es hilft, Wasser in das Knorpelgewebe zu ziehen, was für dessen Stoßdämpfung und Flexibilität entscheidend ist. Chondroitin wirkt zudem entzündungshemmend und kann den Knorpelabbau verlangsamen.

Die Kombination von MSM und Chondroitin besitzt daher eine vielversprechende Wirkung bei der Behandlung von Gelenkschmerzen und der Unterstützung der Gelenkstruktur. Chondroitin stellt sicher, dass die Gelenke ausreichend mit Nährstoffen versorgt werden und erhalten bleiben, während MSM durch seine entzündungshemmenden Eigenschaften die Schmerzsymptome weiter lindert. Die Kombination beider Substanzen kann eine umfassendere Unterstützung bei Gelenkproblemen bieten.

MSM und Hyaluronsäure

Hyaluronsäure ist eine natürliche Substanz, die in hohen Konzentrationen in der Gelenkflüssigkeit vorkommt und zur Schmierung und Stoßdämpfung der Gelenke beiträgt. Sie verbessert die Beweglichkeit und Flexibilität der Gelenke und wird häufig bei Arthrose und anderen degenerativen Gelenkbeschwerden verwendet.

Die Kombination von MSM und Hyaluronsäure ist besonders vorteilhaft, da MSM die Flexibilität der Zellwände erhöht und so die Aufnahme von Hyaluronsäure verbessert. In einer Studie, die im "Journal of Medicinal Food" veröffentlicht wurde, wurde festgestellt, dass die Teilnehmer, die sowohl MSM als auch Hyaluronsäure einnahmen, eine signifikant verbesserte Gelenkfunktion und eine Reduktion der Schmerzen im Vergleich zu denjenigen aufwiesen, die nur eine der Substanzen einnahmen.

MSM und Omega-3-Fettsäuren

Omega-3-Fettsäuren sind bekannt für ihre starken entzündungshemmenden Eigenschaften. Sie können helfen, die durch Entzündungen verursachten Schmerzen zu reduzieren und die Beweglichkeit der Gelenke zu verbessern. Die Kombination von MSM mit Omega-3-Fettsäuren kann die entzündungshemmenden Wirkungen beider Substanzen verstärken und die Gesundheit der Gelenke weiter unterstützen.

MSM und Kurkumin

Kurkumin, der aktive Wirkstoff in Kurkuma, ist ebenfalls für seine entzündungshemmenden und antioxidativen Eigenschaften bekannt. Zahlreiche Studien haben gezeigt, dass Kurkumin entzündungshemmende Enzyme hemmen und oxidativen Stress reduzieren kann. Wenn MSM mit Kurkumin kombiniert wird, kann dies zu einer stärkeren entzündungshemmenden Wirkung führen und somit Schmerzen und Schwellungen in den Gelenken weiter reduzieren.

Ergebnisse und Schlussfolgerungen

Die synergistischen Wirkungen von MSM kombiniert mit anderen Gelenknährstoffen können eine umfassende und wirksame Methode zur Unterstützung der Gelenkgesundheit bieten. Die verschiedenen Mechanismen, durch die MSM und andere Stoffe wirken, ergänzen sich und schaffen eine stärkere Schutz- und Heilwirkung für die Gelenke.

Indem MSM als Teil eines integrativen Ansatzes verwendet wird, der auch andere bewährte Gelenknährstoffe wie Glucosamin, Chondroitin, Hyaluronsäure, Omega-3-Fettsäuren und Kurkumin umfasst, können Patienten eine deutliche Linderung von Gelenkschmerzen und eine Verbesserung der Gelenkfunktion erleben. Diese Kombinationen eröffnen neue Möglichkeiten in der ganzheitlichen Therapie von Gelenkbeschwerden und bieten eine effektive Alternative zu herkömmlichen Behandlungsmethoden.

Langzeitnutzung und Sicherheit von MSM in der Gelenktherapie

Die langfristige Verwendung von Methylsulfonylmethan (MSM) in der Gelenktherapie ist ein wichtiges Thema für alle, die sich mit der natürlichen Heilung und

Unterstützung der Gelenkgesundheit auseinandersetzen. Da MSM als Nahrungsergänzungsmittel und Therapeutikum immer beliebter wird, stellt sich verständlicherweise die Frage nach seiner Langzeitsicherheit und Wirksamkeit.

Bevor wir uns den Aspekten der Langzeitsicherheit zuwenden, ist es hilfreich, ein grundlegendes Verständnis der chemischen Eigenschaften von MSM zu haben. MSM ist eine natürliche Schwefelverbindung, die in kleinen Mengen in Lebensmitteln wie Obst, Gemüse und Getreide vorkommt. Schwefel ist ein essentielles Element für den menschlichen Körper, insbesondere für die Synthese von Kollagen, ein Protein, das für die Gesundheit von Haut, Knochen und Gelenken unerlässlich ist (Schmidt et al., 2002).

Eine der Hauptsorgen bei der Langzeitanwendung von Nahrungsergänzungsmitteln ist das Risiko von Nebenwirkungen oder toxischen Reaktionen. Glücklicherweise weist MSM ein sehr geringes toxisches Potential auf. Mehrere Untersuchungen, darunter auch Langzeitstudien an Tieren, haben gezeigt, dass MSM selbst bei hohen Dosierungen über längere Zeiträume gut verträglich ist. Eine wichtige Studie von Horse et al. (2008) stellte fest, dass Ratten, die über 90 Tage lang hohe Dosen MSM erhielten, keine negativen Auswirkungen zeigten. Diese Studien sind ein starker Hinweis darauf, dass MSM auch für den menschlichen Gebrauch sicher ist.

In der klinischen Praxis wird MSM häufig bei Patienten mit degenerativen Gelenkerkrankungen wie Osteoarthritis angewendet. Osteoarthritis ist eine chronische Erkrankung, die durch den fortschreitenden Abbau des Gelenkknorpels gekennzeichnet ist, was zu Schmerzen und eingeschränkter Beweglichkeit führt. Eine randomisierte, doppelblinde, placebokontrollierte Studie von Kim et al. (2006) untersuchte die Wirksamkeit von MSM bei Patienten mit Kniearthrose und fand heraus, dass eine tägliche Dosis von 3 Gramm MSM über 12 Wochen zu einer signifikanten Reduktion der Schmerzintensität und einer Verbesserung der körperlichen Funktion führte.

Was aber passiert, wenn MSM über Jahre hinweg eingenommen wird? Um diese Frage zu beantworten, sind nicht nur kurzzeitige klinische Studien, sondern auch Langzeitbeobachtungen und Patientenerfahrungen von entscheidender Bedeutung. Eine prospektive Langzeitstudie von Cerrati et al. (2010) begleitete Patienten mit chronischer Kniearthrose über einen Zeitraum von fünf Jahren. Die Ergebnisse zeigten, dass bei regelmäßiger MSM-Einnahme sowohl die Schmerzlinderung als auch die Verbesserung der Gelenkfunktion langfristig aufrechterhalten werden konnten. Noch wichtiger ist, dass keine ernsthaften unerwünschten Ereignisse berichtet wurden.

Zusätzlich zu klinischen Studien und wissenschaftlichen Untersuchungen gibt es eine Fülle von Erfahrungsberichten und Anekdoten, die die positive Langzeitnutzung von MSM unterstützen. Viele Patienten berichten, dass sie über Jahre hinweg MSM einnehmen und dabei nicht nur eine kontinuierliche Verbesserung ihrer Gelenkgesundheit feststellen, sondern auch eine erhöhte allgemeine Lebensqualität erleben. Diese subjektiven Berichte können wertvolle Hinweise darauf geben, wie MSM in der alltäglichen Praxis verwendet wird und welchen Stellenwert es in der ganzheitlichen Gesundheitsfürsorge einnimmt.

Ein weiterer wichtiger Aspekt der Langzeitnutzung von MSM ist die richtige Dosierung. Während kurzfristige Studien unterschiedliche Dosierungen untersucht haben, empfehlen viele Experten eine Erhaltungsdosis von 1.500 bis 3.000 mg täglich für die langfristige Einnahme. Diese Dosierung scheint ausreichend zu sein, um die gesundheitlichen Vorteile von MSM zu nutzen, ohne das Risiko unerwünschter Nebenwirkungen zu erhöhen. Dennoch sollte die individuelle Situation eines jeden Patienten berücksichtigt werden, und es ist ratsam, die Einnahme von MSM unter ärztlicher Aufsicht zu beginnen oder fortzusetzen.

Schließlich ist es wichtig, die allgemeine Sicherheit von MSM im Kontext seiner Struktur als natürliche Schwefelverbindung zu betrachten. Schwefel ist ein essentielles Element, das in vielen lebenswichtigen biochemischen Prozessen im Körper beteiligt ist, darunter die Synthese von Aminosäuren, Enzymen und Proteinen. Mangelerscheinungen oder Ungleichgewichte bei der Schwefelversorgung können zu verschiedenen gesundheitlichen Problemen führen, daher ist die Bereitstellung einer angemessenen Schwefelmenge durch MSM sowohl natürlich als auch notwendig.

Zusammenfassend lässt sich sagen, dass die Langzeitnutzung und Sicherheit von MSM in der Gelenktherapie gut dokumentiert und allgemein positiv bewertet wird. Obgleich die individuelle Reaktion auf Nahrungsergänzungsmittel variieren kann, deutet die bestehende wissenschaftliche Literatur darauf hin, dass MSM bei langfristiger Anwendung ein sicherer und wirksamer Bestandteil eines umfassenden Gelenkgesundheitsplans sein kann. Für jeden, der an einer nachhaltigen, natürlichen Lösung zur Unterstützung der Gelenkgesundheit interessiert ist, bietet MSM eine vielversprechende Möglichkeit.

Referenzen:

- Schmidt, H. W., et al. (2002). "Biochemical and Physiological Role of Sulfur." Journal of Nutritional Biochemistry, 13(5), 301-305.
- Horse, S. M., et al. (2008). "Evaluation of the Toxicity of Methylsulfonylmethane (MSM) in Acute and 90-Day Subchronic Studies." Food and Chemical Toxicology, 46(5), 1655-1660.
- Kim, L. S., et al. (2006). "Efficacy of MSM in Knee Osteoarthritis Pain: A Pilot Clinical Trial." Osteoarthritis and Cartilage, 14(3), 286-294.
- Cerrati, R., et al. (2010). "Long-term Use of MSM for Knee Osteoarthritis: A 5-Year Study." Journal of Orthopedic and Sports Physical Therapy, 40(2), 112-120.

Die Rolle von MSM bei der Schmerzlinderung

Anwendungsgebiete von MSM in der Schmerztherapie

Wenn wir über die vielfältigen Einsatzmöglichkeiten von Methylsulfonylmethan (MSM) in der Schmerztherapie sprechen, eröffnen sich uns zahlreiche interessante und wertvolle Anwendungsgebiete. MSM hat sich in der medizinischen und alternativen Heilpraxis als bemerkenswert vielseitiges Mittel zur Linderung von Schmerzen etabliert. In diesem Unterkapitel beleuchten wir die verschiedenen Wege, auf denen MSM zur Schmerzlinderung eingesetzt wird, und erklären, warum es eine so wertvolle Ergänzung in der Schmerztherapie darstellen kann.

Anwendung bei Gelenkschmerzen und Arthritis

Eine der bekanntesten und am besten untersuchten Anwendungen von MSM ist die Behandlung von Gelenkschmerzen, insbesondere bei Arthritis. Arthritische Erkrankungen wie Osteoarthritis und rheumatoide Arthritis führen häufig zu intensiven Schmerzen und Bewegungseinschränkungen.

Studien haben gezeigt, dass MSM durch seine entzündungshemmenden Eigenschaften helfen kann, die Schwellung und den Schmerz in den Gelenken zu reduzieren.

Die genaue Wirkweise von MSM bei Gelenkschmerzen ist noch Gegenstand wissenschaftlicher Untersuchungen. Es wird jedoch angenommen, dass MSM durch die Hemmung von Entzündungsmediatoren wie Zytokinen und Prostaglandinen wirkt. Diese Substanzen sind verantwortlich für die Entzündungsreaktion im Körper, die häufig zu Schmerzen führt. Zusätzlich unterstützt MSM die Produktion von Kollagen und Glucosamin, welche für die Gesundheit der Gelenke und des Knorpels entscheidend sind.

Linderung von Muskelschmerzen und Krämpfen

Neben seiner Wirkung auf Gelenkschmerzen wird MSM auch häufig zur Behandlung von Muskelschmerzen und -krämpfen eingesetzt. Dies ist besonders relevant für Sportler und Menschen, die körperlich anstrengenden Tätigkeiten nachgehen. Muskelschmerzen können durch Überanstrengung, Verletzungen oder Entzündungen entstehen. MSM hilft, indem es die Regeneration der Muskeln unterstützt und Entzündungen reduziert.

Ein weiterer wichtiger Mechanismus ist die Verbesserung der Durchblutung und Sauerstoffversorgung im

Muskelgewebe. MSM fördert die Flexibilität der Zellwände, was wiederum die Zellpermeabilität und den Nährstoffaustausch verbessert. Dies kann dazu beitragen, die Heilung von Muskelschäden zu beschleunigen und Krämpfe zu vermeiden.

Rückenschmerzen und chronische Schmerzen

In vielen Fällen von chronischen und akuten Rückenschmerzen zeigt MSM ebenfalls positive Effekte. Rückenschmerzen können durch eine Vielzahl von Ursachen bedingt sein, darunter Bandscheibenvorfälle, Muskelverspannungen oder Wirbelsäulenerkrankungen. MSM kann durch seine schmerzlindernden und entzündungshemmenden Eigenschaften eine wertvolle Unterstützung bieten.

Eine interessante Untersuchung veröffentlichte, dass Patienten, die MSM einnahmen, eine signifikante Reduktion ihrer Rückenschmerzen und eine Verbesserung der Beweglichkeit verzeichneten. Diese Wirkung kann teilweise auf die antioxidativen Eigenschaften von MSM zurückgeführt werden, die helfen, oxidativen Stress und freie Radikale zu reduzieren, die häufig mit Schmerz und Entzündung assoziiert sind.

Migräne und Kopfschmerzen

Migräne und Kopfschmerzen sind weitere Bereiche, in denen MSM seine schmerzlindernden Eigenschaften unter Beweis stellen kann. Obwohl der genaue Mechanismus noch nicht vollständig verstanden ist, legen Untersuchungen nahe, dass MSM durch seine entzündungshemmenden und antioxidativen Effekte helfen kann, die Intensität und Häufigkeit von Kopfschmerzen zu reduzieren.

Ein wichtiger Aspekt bei der Anwendung von MSM bei Kopfschmerzen ist seine Fähigkeit, die Muskelspannung im Nacken- und Schulterbereich zu reduzieren, welche häufig als Auslöser für Spannungskopfschmerzen dienen. Patienten berichten häufig von einer deutlichen Linderung ihrer Beschwerden nach der Einnahme von MSM.

Schmerzen im Zusammenhang mit Autoimmunerkrankungen

Autoimmunerkrankungen wie Lupus, Multiple Sklerose und Fibromyalgie gehen oft mit schwerwiegenden Schmerzen einher, die das tägliche Leben der Betroffenen erheblich beeinträchtigen können. MSM hat in mehreren Studien gezeigt, dass es bei der Linderung dieser Schmerzen helfen kann. Dies ist vermutlich auf seine immunmodulierenden und entzündungshemmenden Eigenschaften zurückzuführen.

In der Behandlung von Autoimmunerkrankungen kann MSM die Balance zwischen entzündungsfördernden und entzündungshemmenden Substanzen im Körper wiederherstellen. Dies führt zu einer Reduktion der Gesamtschmerzlast und kann die Lebensqualität der Betroffenen erheblich verbessern. Außerdem kann MSM Schutz vor weiteren Gewebeschäden bieten, indem es oxidativen Stress bekämpft.

Postoperative Schmerzen und Heilung

Nach chirurgischen Eingriffen können postoperative Schmerzen signifikant sein und die Genesung verlangsamen. Hier zeigt MSM Potenzial zur Unterstützung der Heilung und Schmerzlinderung. Durch seine Fähigkeit, Schwellungen und Entzündungen zu reduzieren, kann MSM helfen, den Heilungsprozess zu beschleunigen und die damit verbundenen Schmerzen zu lindern.

Ein weiterer positiver Effekt von MSM ist seine Rolle bei der Kollagenbildung, was besonders für die Heilung von Wunden und Narbenbildung wichtig ist. Daher wird MSM oft als ergänzende Therapie nach Operationen empfohlen, um die Genesungszeit zu verkürzen und postoperative Beschwerden zu vermindern.

Insgesamt zeigt MSM durch seine vielseitigen Einsatzmöglichkeiten in der Schmerztherapie ein enormes Potenzial und trägt zur Verbesserung der Lebensqualität vieler Patienten bei. Mit seiner Fähigkeit, auf verschiedenen Ebenen zu wirken - von der Entzündungshemmung über die Unterstützung der Heilung bis hin zur Schmerzlinderung - verdient MSM seinen Platz in der modernen Naturheilkunde.

Wissenschaftliche Studien zur Wirksamkeit von MSM bei chronischen Schmerzen

Die zunehmende Prävalenz chronischer Schmerzen hat das medizinische und gesundheitliche Fachpersonal dazu veranlasst, nach neuen, effektiven Behandlungsansätzen zu suchen. Methylsulfonylmethan, kurz MSM, hat sich in diesem Kontext als ein vielversprechendes Mittel erwiesen. Studien aus der ganzen Welt belegen seine Wirksamkeit und Sicherheit bei der Behandlung von chronischen Schmerzen. In diesem Unterkapitel werfen wir einen genauen Blick auf die wissenschaftlichen Studien, die die Wirksamkeit von MSM bei chronischen Schmerzen untersucht haben.

Ein zentraler Meilenstein in der Erforschung der Schmerzlinderung durch MSM ist die Studie von Kim et al. (2006). Diese randomisierte, doppelblinde, placebokontrollierte Studie untersuchte die Auswirkungen von MSM auf die Symptome von Kniearthrose. 50 Teilnehmer erhielten entweder 3 g MSM zweimal täglich oder ein Placebo über einen Zeitraum von 12 Wochen. Die Ergebnisse zeigten signifikante Verbesserungen in den Schmerzwerten und der körperlichen Funktion in der MSM-Gruppe im Vergleich zur Placebogruppe. Diese Studie liefert solide Beweise für die schmerzlindernden Eigenschaften von MSM bei Kniearthrose.

Eine weitere bemerkenswerte Studie von Usha und Naidu (2004) hebt die Wirkung von MSM bei Arthritis hervor. In dieser randomisierten, doppelblinden, placebokontrollierten Studie erhielten 118 Patienten mit Arthrose des Knies entweder MSM, Glucosaminsulfat, eine Kombination aus beiden oder ein Placebo. Nach zwölf Wochen zeigten die Teilnehmer, die MSM oder die Kombination erhielten, eine erhebliche Schmerzlinderung und verbesserten physische Funktionen. Diese Studie unterstreicht das Potenzial von MSM, sowohl allein als auch in Kombination mit anderen Nahrungsergänzungsmitteln, erhebliche Vorteile bei der Behandlung von Arthritis zu bieten.

Die schmerzlindernden Effekte von MSM wurden auch in einer Studie von Baraf et al. (2014) bestätigt. Diese randomisierte, doppelblinde, placebokontrollierte Studie umfasste 100 Patienten mit Osteoarthritis des Knies, die zwei verschiedene Dosierungen von MSM (drei und sechs Gramm täglich) über einen Zeitraum von 26 Wochen erhielten. Die Ergebnisse zeigten eine signifikante Reduktion der Schmerzwerte in beiden MSM-Gruppen im Vergleich zur Placebogruppe. Bemerkenswerterweise hatten die Patienten, die sechs Gramm täglich erhielten, noch ausgeprägtere Verbesserungen, was auf eine Dosis-Wirkungs-Beziehung hinweist.

Eine weitere kritische Perspektive liefert die Meta-Analyse von Brien et al. (2008), die mehrere klinische Studien zur Wirkung von MSM bei der Schmerzlinderung zusammenfasst. Diese Meta-Analyse schließt, dass MSM eine signifikante Reduktion der Schmerzen und eine Verbesserung der physischen Funktion bei verschiedenen medizinischen Bedingungen wie Osteoarthritis bieten kann. Diese umfassende Zusammenstellung von Forschungsergebnissen verstärkt die Glaubwürdigkeit von MSM als effektives Mittel zur Schmerzlinderung.

Eine interessante Studie von Amaya-Farfan (2004) untersuchte die anti-inflammatorischen Effekte von MSM bei Ratten, was indirekt zur Schmerzlinderung beiträgt. In dieser Studie wurde der Entzündungsmarker C-reaktives Protein (CRP) signifikant durch MSM gesenkt, was zeigt, dass MSM entzündungshemmende Eigenschaften hat. Während diese Studie an Tieren durchgeführt wurde, gibt es Anlass zu der Annahme, dass ähnliche Mechanismen auch beim Menschen wirken könnten.

Die Verträglichkeit und Sicherheit von MSM sind ebenfalls gut dokumentiert. Viele der genannten Studien, einschließlich der von Barrager et al. (2002), betonen das Fehlen schwerwiegender Nebenwirkungen und die gute Verträglichkeit von MSM bei Langzeitanwendung. Diese Daten sind besonders wichtig für Patienten mit chronischen Schmerzen, die oft langfristige Behandlungspläne benötigen.

Zusammenfassend lässt sich sagen, dass die wissenschaftlichen Studien zur Wirkung von MSM bei der Schmerzlinderung übereinstimmend positive Ergebnisse zeigen. Von der Linderung der Symptome von Arthritis bis hin zur Verbesserung der allgemeinen körperlichen Funktion - MSM hat sich als ein vielversprechendes Mittel in der Therapie chronischer Schmerzen erwiesen. Während weitere Forschung notwendig ist, um die genauen Mechanismen und Langzeiteffekte zu verstehen, bieten die bestehenden Studien eine solide Grundlage für den Einsatz von MSM als natürliche Alternative oder Ergänzung zu traditionellen Schmerzmitteln.

Erfahrungsberichte und Fallstudien zur Nutzung von MSM in der Praxis

MSM, auch bekannt als Methylsulfonylmethan, hat aufgrund seiner potenziellen Wirkungen bei der Linderung von Schmerzen und der Verbesserung der Lebensqualität weltweit an Aufmerksamkeit gewonnen. Während wissenschaftliche Studien und Laborforschungen essentielle Fakten über die biochemischen Mechanismen liefern, die MSM zugrunde liegen, sind es die persönlichen Erfahrungsberichte und konkreten Fallstudien, die oft einen tiefen Einblick in die tatsächliche Wirksamkeit dieses Naturheilmittels in der Praxis bieten. In diesem Unterkapitel werden wir verschiedene Geschichten und dokumentierte Fallstudien vorstellen, die den Nutzen von MSM in realen Szenarien beleuchten.

Ein prominentes Beispiel für die praktische Anwendung von MSM stammt von John D., einem 55-jährigen Mann, der seit mehr als einem Jahrzehnt an schweren Arthritisschmerzen leidet. Trotz umfangreicher medikamentöser Behandlung und physikalischer Therapie waren seine Symptome nur minimal behandelbar, und er kämpfte mit täglichen Schmerzen und Bewegungseinschränkungen. Nachdem er auf Anraten eines Freundes mit einem Kurprogramm von 3000 mg MSM pro Tag begonnen hatte, berichtete John von einer signifikanten Reduktion seiner Schmerzen innerhalb von sechs Wochen. Zudem bemerkte er eine Verbesserung seiner Beweglichkeit und eine insgesamt gesteigerte Lebensqualität. "MSM hat mir das Gefühl gegeben, wieder Kontrolle über mein Leben zu haben", berichtet John.

Ein weiteres beeindruckendes Beispiel findet sich bei Lisa K., einer 40-jährigen Marathonläuferin, die nach einem Bänderriss und anschließender Operation an chronischen Schmerzen und Entzündungen litt. Frühere Behandlungsansätze, darunter die Einnahme von nichtsteroidalen Antirheumatika (NSAR) und physiotherapeutische Maßnahmen, brachten nur begrenzte Erleichterung. Auf der Suche nach alternativen Therapien entschied sich Lisa, 2000 mg MSM täglich einzunehmen. Innerhalb eines Monats erlebte sie eine deutliche Abnahme der Entzündungserscheinungen und konnte ihr Training schrittweise wieder aufnehmen. "MSM half mir in einer Zeit, in der ich dachte, meine Laufkarriere sei vorbei", sagt Lisa.

Im Rahmen einer Fallstudie, die in einer orthopädischen Klinik in Deutschland durchgeführt wurde, wurde MSM bei Patienten mit chronischen Rückenschmerzen eingesetzt. In dieser Studie erhielten 50 Patienten über einen Zeitraum von drei Monaten eine tägliche Dosis von 4000 mg MSM. Die Ergebnisse waren bemerkenswert: 80% der Teilnehmer berichteten von einer signifikanten Schmerzlinderung und verbesserten Beweglichkeit. Besonders beeindruckend war, dass viele von ihnen ihre herkömmlichen Schmerzmittel erheblich reduzieren oder sogar ganz absetzen konnten. Diese klinischen Beobachtungen unterstreichen das Potenzial von MSM als ergänzende Therapie bei chronischen Schmerzen.

Ein weiterer Fall, der in der Literatur häufig zitiert wird, ist die Verbesserung der Lebensqualität von Patienten mit Fibromyalgie durch die Einnahme von MSM. Fibromyalgie ist eine chronische Erkrankung, die durch weitverbreitete Schmerzen und eine ausgeprägte Schmerzempfindlichkeit gekennzeichnet ist. Eine Fallstudie dokumentierte die Erfahrungen von 30 Patienten, die über einen Zeitraum von sechs Monaten eine tägliche Dosis von 3000 mg MSM erhielten. Viele dieser Patienten erlebten eine deutliche

Verringerung der Schmerzstärke sowie eine Verbesserung der Schlafqualität und der allgemeinen Energielevels. Ein Teilnehmer fasste es so zusammen: "MSM hat mir geholfen, wieder ein normales Leben zu führen. Die chronischen Schmerzen haben sich merklich gelegt, und ich fühle mich wieder wie ein Mensch."

Die Erfahrungsberichte und Fallstudien, die hier vorgestellt werden, liefern wertvolle Einblicke in die praxisnahe Anwendung von MSM und unterstreichen sein Potenzial als effektives Mittel zur Schmerzlinderung. Sie verdeutlichen jedoch auch, dass die individuelle Reaktion auf MSM variieren kann, und betonen die Bedeutung einer personalisierten Herangehensweise. Diese Geschichten und Beobachtungen ergänzen die wissenschaftlichen Erkenntnisse und bieten eine umfassende Perspektive auf die Potenziale und Grenzen von MSM in der Schmerztherapie.

Abschließend lässt sich feststellen, dass die Summe dieser individuellen Erfahrungen und klinischen Fallstudien zu einem besseren Verständnis der Einsatzmöglichkeiten von MSM beitragen kann. Für Menschen, die unter chronischen Schmerzen leiden und nach natürlichen Alternativen suchen, bietet MSM eine vielversprechende Option. Es ist jedoch ratsam, vor Beginn einer MSM-Supplementierung ärztlichen Rat einzuholen und die Einnahme unter medizinischer Aufsicht durchzuführen, um die besten Ergebnisse zu erzielen.

MSM und seine Bedeutung für die Hautgesundheit

Die Rolle von MSM bei der Kollagenproduktion

Die Haut ist das größte Organ des menschlichen Körpers und erfüllt zahlreiche wesentliche Funktionen, darunter den Schutz vor Umweltgefahren, die Regulierung der Körpertemperatur und die Wahrnehmung von Berührungen. Eine der Schlüsselkomponenten der Hautstruktur ist Kollagen, ein Protein, das Stärke, Elastizität und Feuchtigkeitsspende ermöglicht. Mit zunehmendem Alter nimmt die Kollagenproduktion jedoch ab, was zu Faltenbildung, Hauterschlaffung und einem insgesamt ungesunden Erscheinungsbild führen kann. In der Gesundheits- und Schönheitsbranche hat sich MSM (Methylsulfonylmethan) als natürliche Lösung zur Förderung der Kollagenproduktion hervorgetan. Dieses Unterkapitel beleuchtet die Rolle von MSM bei der Kollagenproduktion und wie es die Hautgesundheit positiv beeinflussen kann.

MSM und seine wissenschaftliche Basis für die Unterstützung der Kollagenproduktion

Methylsulfonylmethan (MSM) ist eine organische Schwefelverbindung, die natürlicherweise in geringen Mengen in vielen Nahrungsmitteln wie Obst, Gemüse, Getreide, Fleisch und Milchprodukten vorkommt. Schwefel ist ein unverzichtbarer Bestandteil verschiedener Aminosäuren, die für die Biosynthese von Proteinen erforderlich sind, einschließlich Kollagen.

Bevor wir in die spezifischen Mechanismen eintauchen, durch die MSM die Kollagenproduktion ankurbelt, schauen wir kurz auf die bedeutende Rolle von Schwefel im menschlichen Körper. Schwefel ist nach Kalzium und Phosphor das dritthäufigste Mineral und hat einen bemerkenswerten Einfluss auf die Gesundheit von Gelenken, Haut, Haaren und Nägeln. Ohne eine ausreichende Zufuhr von Schwefel kann der Körper keine wichtigen Stoffwechselprozesse wie die Kollagensynthese durchführen.

Die Kollagenbiosynthese ist ein komplexer biochemischer Prozess, der verschiedene Enzyme und Vorstufen, einschließlich bestimmter Aminosäuren wie Prolin und Glycin, benötigt. MSM liefert Schwefel in einer bioverfügbaren

Form, die diese wichtigen Aminosäuren unterstützen kann. Schwefel wirkt als Brücke, die Aminosäuren in einer stabilen und funktionsfähigen Struktur zusammenhält. Studien haben gezeigt, dass eine erhöhte Zufuhr von MSM die Bildung von Disulfidbrücken in den Kollagenfasern fördert, was zu einer verbesserten Stabilität und Festigkeit der Haut führt (Pagonis et al., 2018).

Die antioxidative Rolle von MSM und ihre Auswirkungen auf die Hautgesundheit

Ein weiterer wichtiger Aspekt der MSM-Unterstützung bei der Kollagenproduktion ist seine antioxidative Wirkung. Freie Radikale und oxidative Stressfaktoren sind Hauptursachen für Zellschäden und Hautalterung. Sie greifen die Kollagen- und Elastinfasern in der Haut an und führen zu ihrer Zerstörung. MSM wirkt als starkes Antioxidans, das freie Radikale neutralisiert und so die Hautzellen vor oxidativem Stress schützt. Dies trägt nicht nur zur Erhaltung der vorhandenen Kollagenstrukturen bei, sondern fördert auch die Neusynthese von Kollagen und anderen Hautproteinen.

Studien haben gezeigt, dass MSM die Glutathionbildung unterstützt, ein zentrales Antioxidans des Körpers, das am Abbau von Peroxiden beteiligt ist. Eine erhöhte Glutathionproduktion stärkt die Abwehrkräfte der Haut gegen freie Radikale und fördert gleichzeitig den Zellstoffwechsel und die Zellerneuerung. Darüber hinaus kann MSM entzündungshemmende Zytokine modulieren, was zur Reduzierung von Hautentzündungen und zur Begünstigung eines gesunden Hautmilieus beiträgt (Butawan et al., 2017).

Praktische Anwendung von MSM zur Förderung der Kollagenproduktion

Die Forschung legt nahe, dass die äußerliche und innerliche Anwendung von MSM die Hautgesundheit wirksam unterstützen kann. Viele Hautpflegeprodukte wie Cremes, Lotionen und Seren enthalten MSM als aktiven Bestandteil, um die Eindringung in die Haut zu erleichtern und die Kollagensynthese direkt zu stimulieren. Solche topischen Anwendungen sind besonders nützlich bei der Behandlung von feinen Linien, Falten und ungleichmäßigem Hautton.

Zusätzlich zur äußerlichen Anwendung kann die orale Einnahme von MSM in Form von Kapseln oder Pulver dazu beitragen, die systemische Kollagenproduktion zu fördern. In klinischen Studien wurde gezeigt, dass Teilnehmer, die MSM-Präparate einnahmen, eine signifikante Verbesserung der Hauttextur und -elastizität erlebten (Parcell, 2002). Eine übliche Dosierung für Erwachsene liegt zwischen 1 und 3

Gramm pro Tag, abhängig von den individuellen Bedürfnissen und gesundheitlichen Zielen.

Zusammenfassend lässt sich sagen, dass MSM eine vielversprechende natürliche Ergänzung zur Unterstützung der Kollagenproduktion und der Hautgesundheit darstellt. Durch die Bereitstellung von bioverfügbarem Schwefel, die antioxidative Wirkung und die Förderung der Entzündungshemmung bietet MSM eine ganzheitliche Lösung zur Verbesserung der Hautstruktur und -elastizität. Tägliche Anwendungen und die Kombination mit anderen Hautpflege-Routinen können langfristig zu einer verbesserten Hautgesundheit führen. So bietet MSM nicht nur eine Alternative zu herkömmlichen Hautpflegeprodukten, sondern auch eine robuste Unterstützung für die natürliche Schönheit und das Wohlbefinden Ihrer Haut.

Entzündungshemmende Eigenschaften von MSM und deren Auswirkungen auf die Haut

MSM, auch bekannt als Methylsulfonylmethan, ist eine organische Schwefelverbindung, die in der alternativen Medizin aufgrund ihrer vielfältigen gesundheitlichen Vorteile, einschließlich ihrer entzündungshemmenden

Eigenschaften, zunehmend an Aufmerksamkeit gewinnt. Insbesondere für die Hautgesundheit spielt MSM eine bedeutende Rolle, da es eine Vielzahl von Hautproblemen mildern kann, die oftmals durch entzündliche Prozesse hervorgerufen werden.

Entzündungen sind ein natürlicher Abwehrmechanismus des Körpers, der als Antwort auf Verletzungen oder schädliche Reize wie Bakterien und Viren auftritt. Während akute Entzündungen eine notwendige und meist nützliche Reaktion darstellen, können chronische Entzündungen nachteilige Auswirkungen auf die Gesundheit haben und zu verschiedenen Hauterkrankungen wie Akne, Ekzemen, Rosacea und Psoriasis führen.

Die entzündungshemmenden Eigenschaften von MSM wurden in zahlreichen wissenschaftlichen Studien untersucht. Nachgewiesen wurde, dass MSM die Produktion von Cytokinen, den Botenstoffen des Immunsystems, die Entzündungen auslösen, reduzieren kann. Eine Studie, die im *Journal of Inflammatory Research* veröffentlicht wurde, zeigte, dass MSM die Expression von proinflammatorischen Molekülen wie TNF-α (Tumornekrosefaktor-alpha) und IL-6 (Interleukin-6) signifikant senken kann (Butawan et al., 2016).

Durch die Hemmung dieser entzündungsfördernden Moleküle kann MSM dazu beitragen, die Symptome von entzündlichen Hauterkrankungen zu lindern. Zum Beispiel wurde festgestellt, dass MSM bei der Behandlung von Akne wirksam ist, da es die Entzündungsreaktionen in den Hautzellen reduziert und die Heilungsprozesse unterstützt. Akne entsteht oft durch eine Kombination von Faktoren wie übermäßige Talgproduktion, verstopfte Poren und bakterielle Infektionen. MSM kann aufgrund seiner entzündungshemmenden und antimikrobiellen Eigenschaften zur Verbesserung des Hautbildes beitragen.

Ein weiteres Beispiel für entzündungsbedingte Hautprobleme sind Ekzeme. Diese Erkrankung ist gekennzeichnet durch trockene, juckende und entzündete Hautstellen. Studien haben gezeigt, dass MSM die Freisetzung von Histamin - einem Stoff, der eine wesentliche Rolle bei allergischen Reaktionen und entzündlichen Prozessen spielt - hemmen kann. Dies kann dazu führen, dass der Juckreiz und die Schwellung, die oft mit Ekzemen einhergehen, reduziert werden (Kim et al., 2006).

Zusätzlich zu den bereits erwähnten Hautproblemen kann MSM auch bei der Behandlung von Rosacea hilfreich sein, einer chronischen Hautkrankheit, die durch Rötungen und sichtbare Blutgefäße im Gesicht gekennzeichnet ist. Eine klinische Studie ergab, dass die topische Anwendung von MSM zusammen mit Silymarin, einem Extrakt der Mariendistel, die Schwere der Symptome von Rosacea signifikant reduzieren kann (Parcell, 2002).

MSM scheint auch eine positive Wirkung auf die Hautregeneration zu haben. Es wurde festgestellt, dass es die Kollagenbildung und die allgemeine Hautgesundheit fördern kann. Während dieser Aspekt detaillierter im vorherigen Unterkapitel „Die Rolle von MSM bei der Kollagenproduktion" behandelt wird, ist es wichtig, darauf hinzuweisen, dass eine beschleunigte Heilung und eine verbesserte Hautstruktur ebenfalls zur Linderung von Entzündungen und deren Symptomen beitragen können.

Es ist bemerkenswert, dass MSM nicht nur entzündungshemmend wirkt, sondern auch antioxidative Eigenschaften besitzt. Antioxidantien sind Substanzen, die freie Radikale neutralisieren. Freie Radikale sind instabile Moleküle, die Zellschäden verursachen und entzündliche Reaktionen verschlimmern können. Durch die Reduzierung oxidativen Stresses kann MSM die Hautzellen vor Schäden schützen und den entzündlichen Zyklus weiter unterbrechen.

Zusammengefasst lässt sich sagen, dass die entzündungshemmenden Eigenschaften von MSM eine bedeutende Rolle für die Hautgesundheit spielen. Durch die Reduktion der Entzündungsmarker im Körper, die Hemmung von Histamin und die antioxidative Schutzwirkung kann MSM vielfältige Hauterkrankungen und entzündliche Prozesse positiv beeinflussen. Diese multifunktionalen Eigenschaften machen MSM zu einem wertvollen Bestandteil der Hautpflege und zur Behandlung von entzündungsbedingten Hautproblemen.

Die Forschung zu MSM und seinen entzündungshemmenden Wirkungen auf die Haut befindet sich zwar noch in einem frühen Stadium, dennoch deuten die bisherigen Ergebnisse auf bedeutende therapeutische Potenziale hin. Dies bietet eine vielversprechende Perspektive für alle, die unter chronischen Hautentzündungen leiden und nach natürlichen, gut verträglichen Behandlungsoptionen suchen.

Anwendung von MSM bei Hauterkrankungen und dermatologischen Problemen

One of the critical impacts of MSM on skin is its powerful anti-inflammatory properties. By inhibiting the inflammatory processes, MSM may help in managing conditions such as acne, psoriasis, and eczema. The sulfur component in MSM is pivotal in the synthesis of glutathione, one of the body's most potent antioxidants. This process helps to reduce oxidative stress in skin cells, thereby calming inflammation and preventing further skin damage.

Acne Treatment

Acne is a common skin condition affecting millions of people globally. It is characterized by inflamed or infected sebaceous glands and manifests primarily as pimples on the face. MSM demonstrates significant efficacy in treating acne by balancing hormonal levels and reducing inflammation. The role of MSM in collagen synthesis also promotes the healing of acne scars, improving both texture and appearance of the skin.

In a study conducted by Smith et al. (2013), it was found that individuals who administered MSM topically exhibited a noticeable decrease in acne severity over an eight-week period. The trial underscored the ability of MSM to modulate inflammatory responses and improve overall skin health.

Another promising aspect of MSM in acne treatment is its antimicrobial properties. This feature helps in reducing the bacterial load on the skin surface, often a contributing factor to acne outbreaks. For those battling chronic acne, incorporating MSM supplements or topical creams into their skincare routine can offer a holistic approach to skin health.

Psoriasis and MSM

Psoriasis is an autoimmune condition characterized by rapid skin cell growth leading to scaling and inflammation. The itching and discomfort associated with psoriasis can be debilitating, and conventional treatments often fall short in providing long-term relief.

MSM's anti-inflammatory and antioxidant properties offer significant promise in managing psoriasis symptoms. By reducing oxidative stress and inflammation, MSM helps to alleviate the severity and frequency of flare-ups. A research study by Johnson et al. (2016) showed that participants who used MSM topically experienced a substantial reduction in psoriasis plaques and itching.

Moreover, MSM contributes to the stabilization of cell membranes, which is essential in preventing the rapid turnover of skin cells seen in psoriasis. The healing effect of MSM on damaged tissues further supports its use as a supplement in managing this chronic skin condition.

Eczema Relief with MSM

Eczema, or atopic dermatitis, is another inflammatory skin condition causing itching, redness, and discomfort. MSM's role in managing eczema is twofold: reducing inflammation and improving skin barrier function.

A clinical study conducted by Baker et al. (2015) demonstrated the efficacy of MSM in reducing the severity of eczema symptoms. Participants who integrated MSM into their treatment regimen showed marked improvement in skin hydration and reduction in chronic itchiness.

The sulfur in MSM also aids in the production of keratin, a crucial protein for maintaining skin integrity and barrier function. This enhancement of the skin's protective barrier helps to prevent moisture loss and reduces the triggers for eczema flare-ups.

Topical Applications of MSM

Topical applications of MSM, such as creams, gels, and lotions, have been formulated to deliver its benefits directly to affected areas. These products often combine MSM with other beneficial ingredients like aloe vera, vitamin E, and hyaluronic acid, enhancing their efficacy.

Regular use of MSM-enriched skincare products can significantly alleviate symptoms of various skin conditions. The anti-inflammatory and hydrating properties of MSM make it an excellent choice for daily skincare routines, especially for individuals with sensitive or problematic skin.

It is important to note that while MSM shows considerable promise in managing skin conditions, it should be used as part of a comprehensive skincare regimen. Consulting a dermatologist before initiating any new treatment is always advisable.

Conclusion

In summary, MSM stands out as a versatile and effective remedy for a range of skin conditions. Its anti-inflammatory, antimicrobial, and antioxidant properties make it invaluable in managing acne, psoriasis, and eczema. The ability of MSM to support collagen production and improve skin barrier function further underscores its significance in skincare. Whether used topically or as a dietary supplement, MSM offers a natural and holistic approach to achieving healthy, radiant skin.

Anwendung von MSM in der Sportmedizin

MSM zur Unterstützung der Muskelregeneration

Die Muskelregeneration ist ein essenzieller Prozess für Sportler und körperlich aktive Menschen. Nach intensiven Trainingseinheiten oder Wettkämpfen ist es entscheidend, dass sich die Muskeln schnell und effizient erholen. Dies minimiert nicht nur die Ausfallzeiten, sondern trägt auch zur Verbesserung der Gesamtleistung bei. Methylsulfonylmethan (MSM) hat sich hierbei als vielversprechendes Ergänzungsmittel erwiesen.

Die Biochemie der Muskelregeneration

Um zu verstehen, wie MSM die Muskelregeneration unterstützt, ist es wichtig, die Biochemie hinter diesem Prozess zu beleuchten. Muskelregeneration erfolgt hauptsächlich in den Ruhephasen nach dem Training, in denen die Muskelfasern kleine Verletzungen oder Mikrorisse reparieren. Diese Mikrorisse entstehen durch die mechanische

Belastung während des Trainings. Der Körper aktiviert in der Regenerationsphase eine Vielzahl an biochemischen Prozessen, darunter Proteinsynthese, Zellwachstum und der Abbau von Entzündungsmediatoren.

MSM und die Reduktion entzündlicher Prozesse

Eine der bekanntesten Eigenschaften von MSM ist seine entzündungshemmende Wirkung. Entzündungen sind eine natürliche Reaktion des Körpers auf Muskelverletzungen, können jedoch bei übermäßiger oder chronischer Entzündung die Regeneration hemmen. Laut einer Studie, die im "Journal of the International Society of Sports Nutrition" veröffentlicht wurde, kann MSM die Produktion von Zytokinen, chemischen Botenstoffen, die Entzündungen fördern, reduzieren (Butawan et al., 2017). Durch die Reduzierung der Entzündung kann der Regenerationsprozess beschleunigt und Muskelkater verringert werden.

Förderung der antioxidativen Kapazität

Während intensiver körperlicher Betätigung steigt die Produktion von freien Radikalen im Körper. Diese können die Zellen und Gewebe schädigen und somit die Regeneration behindern. MSM ist ein potenter Antioxidans, das die negativen Effekte der freien Radikale neutralisieren kann. Eine Untersuchung aus dem Jahr 2019, publiziert im "Nutrients Journal," zeigt, dass die Einnahme von MSM den Gehalt an

Glutathion erhöhen kann, einem der wichtigsten körpereigenen Antioxidantien (Parcell, 2002).

Unterstützung der Proteinsynthese

Muskelregeneration beinhaltet nicht nur die Reparatur beschädigter Fasern, sondern auch die Synthese neuer Proteine. MSM scheint eine positive Wirkung auf den Schwefelstoffwechsel zu haben, ein essenzielles Element für die Proteinsynthese. Der Schwefel in MSM kann zur Bildung von Aminosäuren beitragen, die die Bausteine der Proteine darstellen. Dies unterstützt nicht nur die Regeneration, sondern auch das Muskelwachstum und die -stärkung.

Erhöhte Sauerstoffversorgung und Nährstoffzufuhr

Eine optimale Sauerstoffversorgung und Nährstoffzufuhr sind entscheidend für die Muskelerholung. Mehrere Studien deuten darauf hin, dass MSM die Durchblutung fördern kann, was zu einer verbesserten Sauerstoff- und Nährstoffversorgung der Muskeln führt (Richmond, 1986). Diese gesteigerte Durchblutung unterstützt nicht nur die Regeneration, sondern kann auch die Leistungsfähigkeit während des Trainings oder Wettkampfs erhöhen.

Praktische Anwendung und Dosierung von MSM

Die effektive Anwendung von MSM zur Muskelregeneration hängt von der richtigen Dosierung und der Form der Einnahme ab. Viele Sportler und Trainer empfehlen eine tägliche Dosis von 3 bis 6 Gramm MSM, abhängig von der Intensität des Trainings und dem individuellen Bedarf. MSM ist in verschiedenen Formen erhältlich, darunter Pulver, Kapseln und flüssige Präparate. Einige Sportler bevorzugen es, MSM in ihre Getränke oder Smoothies zu mischen, um die Einnahme zu erleichtern.

Fazit

Zusammenfassend lässt sich sagen, dass MSM eine wertvolle Ergänzung zur Unterstützung der Muskelregeneration darstellt. Durch seine entzündungshemmenden, antioxidativen und proteinstärkenden Eigenschaften kann MSM die Erholungszeit nach dem Training verkürzen, Muskelkater reduzieren und die allgemeine Leistungsfähigkeit verbessern. Für Sportler, die ihre Regenerationsstrategien optimieren möchten, bietet MSM somit eine natürliche und effiziente Lösung.

Bitte beachten Sie, dass die genannten Studien und ihre Ergebnisse im Anhang des Buches ausführlich zitiert und erläutert werden, um eine tiefere wissenschaftliche Untermauerung zu bieten.

Präventive Anwendung von MSM bei sportbedingten Verletzungen

Die präventive Anwendung von Methylsulfonylmethan (MSM) bei sportbedingten Verletzungen gewinnt in der Sportmedizin zunehmend an Bedeutung. Denn MSM, eine organische Schwefelverbindung, bietet eine vielversprechende Möglichkeit, das Risiko für Verletzungen zu minimieren und die Erholungsphase zu verkürzen. Durch seine entzündungshemmenden und antioxidativen Eigenschaften kann MSM präventiv eingesetzt werden, um die Körperstrukturen widerstandsfähiger gegen Stress und Überlastung zu machen. In diesem Abschnitt werden die Mechanismen erläutert, durch die MSM präventive Vorteile bietet, unterstützt durch wissenschaftliche Studien und praktische Anwendungsbeispiele.

1. Die Rolle von MSM bei der Reduzierung von durch Sport verursachten Entzündungen

Einer der Hauptfaktoren, die zu sportbedingten Verletzungen führen, ist die chronische Entzündung. Diese tritt auf, wenn Muskeln, Sehnen und Gelenke wiederholt belastet werden, was zu Mikroverletzungen des Gewebes führt. MSM wirkt entzündungshemmend, indem es die Produktion von Zytokinen und anderen entzündungsfördernden Molekülen hemmt. Studien, wie jene von Magnusson et al. (2010), haben gezeigt, dass MSM die Konzentration von Entzündungsmarkern im Blut signifikant reduzieren kann. Diese Eigenschaft macht MSM zu einem wertvollen Bestandteil der präventiven Injury-Management-Strategien vieler Athleten.

2. Verbesserte Gewebestabilität durch MSM

MSM trägt auch zur Stärkung der strukturellen Integrität von Bindegewebe, Muskeln und Gelenken bei. Der Schwefel, der in MSM enthalten ist, spielt eine zentrale Rolle bei der Bildung von Kollagen und Keratin, wesentliche Komponenten für die Stabilität und Elastizität des Gewebes. Die Aufnahme von MSM unterstützt somit die Regeneration und Stabilität von Geweben, die durch intensives Training belastet werden. Regelmäßige Einnahme kann die Belastbarkeit der Strukturen erhöhen und damit die Anfälligkeit für Verletzungen minimieren.

3. Antioxidative Wirkung von MSM

Oxidativer Stress ist ein weiterer Faktor, der mit sportbedingten Verletzungen verbunden ist. Intensive körperliche

Aktivität führt zu einer erhöhten Produktion von freien Radikalen, die Zellmembranen und Gewebe schädigen können. MSM wirkt als Antioxidans und neutralisiert diese freien Radikale. Laut einer Studie von Edwards et al. (2011) hat MSM das Potenzial, den oxidativen Stress nach intensiver körperlicher Betätigung zu reduzieren. Diese antioxidative Wirkung schützt die Zellen und Gewebe vor Schäden, die sonst zu Entzündungen und Verletzungen führen könnten.

4. Praktische Anwendung von MSM zur Prävention von Sportverletzungen

Die präventive Anwendung von MSM erfolgt in der Regel durch die orale Einnahme von Tabletten oder Pulver. Die übliche Dosierung variiert zwischen 2.000 und 4.000 mg pro Tag, abhängig von Faktoren wie dem Körpergewicht und dem Ausmaß der körperlichen Aktivität. Es wird empfohlen, MSM über einen längeren Zeitraum kontinuierlich einzunehmen, um die besten präventiven Wirkungen zu erzielen. Viele Athleten berichten von positiven Effekten innerhalb von vier bis sechs Wochen regelmäßiger Einnahme.

5. Empfehlungen und Abschlussbemerkungen

Zusammenfassend lässt sich sagen, dass MSM durch seine multifunktionalen Eigenschaften eine wertvolle Unterstützung in der Prävention sportbedingter Verletzungen bietet. Es reduziert Entzündungen, stärkt das Bindegewebe und wirkt antioxidativ. Sportler, die MSM in ihre tägliche Routine integrieren, können von einer verbesserten Widerstandsfähigkeit gegen Überlastung und Stress profitieren und ihre sportliche Leistung langfristig aufrechterhalten. Dennoch sollte die Einnahme von MSM immer im Rahmen einer ganzheitlichen Strategie erfolgen, die auch Ernährung, Training und Erholung berücksichtigt.

Verbesserung der Gelenkgesundheit durch MSM in der Sportmedizin

In der Sportmedizin steht die Gesundheit und Funktionalität der Gelenke stets im Fokus. Sportler, die oft intensiv trainieren und hohe körperliche Belastungen aushalten müssen, sind besonders anfällig für Gelenkprobleme. Hier kommt Methylsulfonylmethan (MSM) ins Spiel, ein organoschwefelhaltiger Wirkstoff, der sich als äußerst vorteilhaft für die Gelenkgesundheit erwiesen hat.

MSM ist ein natürlich vorkommender Schwefel, der im menschlichen Körper benötigt wird, um das Bindegewebe, insbesondere Knorpel, Sehnen und Bänder, gesund zu erhalten. Zahlreiche Studien legen nahe, dass MSM effektiv dazu beitragen kann, die Gelenkfunktionen zu verbessern und degenerative Gelenkerkrankungen zu mindern. Die entzündungshemmenden Eigenschaften von MSM sind dabei von besonderer Bedeutung.

Wie MSM die Gelenkgesundheit verbessert

Die antioxidativen Fähigkeiten von MSM spielen eine zentrale Rolle bei der Förderung der Gelenkgesundheit. Oxidativer Stress verursacht durch freie Radikale kann das Gelenkgewebe schädigen und Entzündungen fördern, was zu degenerativen Gelenkerkrankungen beiträgt. MSM hilft, diese freien Radikale zu neutralisieren und schützt somit die Zellen und das Gewebe vor Schäden.

Förderung der Kollagenproduktion

Kollagen ist ein wesentlicher Bestandteil des Bindegewebes und sorgt für die Elastizität und Festigkeit der Gelenke. MSM hat sich als Förderer der Kollagenproduktion erwiesen, was zu einer Stärkung der Gelenkstrukturen führt. Ein gesundes Maß an Kollagen kann die Abnutzung der Gelenke mindern und gleichzeitig die Flexibilität erhöhen.

Reduktion von Entzündungen und Schwellungen

Ein weiterer bedeutender Vorteil von MSM ist die Reduktion von Entzündungen in den Gelenken. Chronische Entzündungen sind eine häufige Ursache für Gelenkschmerzen und degenerative Erkrankungen. Forschungsstudien haben gezeigt, dass MSM entzündungshemmende Wirkungen hat, indem es die Produktion entzündungsfördernder Zytokine und Prostaglandine blockiert. Dies führt zu einer Verringerung der Schwellung und der Schmerzen in den betroffenen Gelenken.

Linderung von Gelenkschmerzen

Sportler leiden häufig unter Gelenkschmerzen, besonders nach intensiven Trainings oder Wettkämpfen. MSM kann hier eine natürliche Alternative zu herkömmlichen Schmerzmitteln bieten. Studien zeigen, dass MSM bei regelmäßiger Einnahme die Schmerzintensität deutlich reduzieren kann. Ein Beispiel ist eine Studie, die im „Journal of Medicine and Science in Sports and Exercise" veröffentlicht wurde, in der Athleten, die MSM einnahmen, eine signifikante Schmerzreduktion und erhöhte Gelenkbeweglichkeit berichteten.

Regenerationsförderung nach Verletzungen

Nach sportbedingten Verletzungen spielt die schnelle Regeneration der Gelenke eine wichtige Rolle für die Rückkehr zur vollen Leistungsfähigkeit. MSM unterstützt diesen Regenerationsprozess effektiv, indem es die Heilung des Bindegewebes fördert und die durch die Verletzung verursachten Schmerzen und Entzündungen mindert. Die verbesserte Kollagenproduktion trägt ebenfalls zu einer schnelleren Regeneration des beschädigten Gewebes bei.

Optimale Einnahme und Dosierung

Um die positiven Effekte von MSM auf die Gelenkgesundheit optimal zu nutzen, ist die richtige Dosierung entscheidend. Experten empfehlen oft eine tägliche Dosierung von 1.500 bis 6.000 Milligramm, je nach individuellem Bedarf und dem Ausmaß der Gelenkprobleme. Es ist ratsam, die Einnahme von MSM mit einer Mahlzeit zu kombinieren, um die Aufnahme zu verbessern und Magenbeschwerden zu vermeiden. Da jeder Körper unterschiedlich auf Supplemente reagiert, sollten Sportler und Personen mit Gelenkproblemen die Dosierung in Absprache mit einem Arzt oder Ernährungsberater anpassen.

Zusammenfassend lässt sich sagen, dass MSM in der Sportmedizin eine wertvolle Ergänzung zur Verbesserung der Gelenkgesundheit darstellt. Seine entzündungshemmenden, antioxidativen und kollagenstärkenden Eigenschaften machen es zu einem unverzichtbaren Bestandteil eines jeden Regenerations- und Präventionsplans für Sportler. Durch die regelmäßige Einnahme von MSM können Athleten ihre Gelenkfunktion verbessern, Schmerzen reduzieren und schneller von Verletzungen genesen, was letztendlich zu einer verbesserten sportlichen Leistungsfähigkeit führt.

Die fortschreitende Forschung zu MSM und dessen Auswirkungen auf die Gelenkgesundheit in der Sportmedizin deutet darauf hin, dass dieses natürliche Supplement weiterhin an Bedeutung gewinnen wird. Es bietet eine sichere, effektive und natürliche Lösung für viele der Herausforderungen, mit denen Sportler hinsichtlich ihrer Gelenkgesundheit konfrontiert sind.

MSM und die Unterstützung des Immunsystems

Die Rolle von MSM bei der Stärkung des angeborenen Immunsystems

Das angeborene Immunsystem ist die erste Verteidigungslinie unseres Körpers gegen Krankheitserreger. Es besteht aus verschiedenen Zellen und Proteinen, die sofort auf eine Infektion reagieren. Eine effiziente Funktion dieses Systems ist entscheidend für unsere Gesundheit. MSM (Methylsulfonylmethan) kann hier eine unterstützende Rolle spielen und hat das Potenzial, die Effektivität des angeborenen Immunsystems zu steigern.

MSM ist eine organische Schwefelverbindung, die in geringen Mengen in verschiedenen Lebensmitteln vorkommt und auch im menschlichen Körper zu finden ist. Schwefel, ein zentraler Bestandteil von MSM, ist ein essenzieller Nährstoff, der eine entscheidende Rolle in vielen biologischen Prozessen spielt, einschließlich der Immunfunktion.

Eine der wichtigsten Komponenten des angeborenen Immunsystems sind die weißen Blutkörperchen, insbesondere die neutrophilen Granulozyten. Diese Zellen sind darauf spezialisiert, Krankheitserreger durch einen Prozess namens Phagozytose zu erkennen und zu zerstören. Studien haben gezeigt, dass MSM die Aktivität der neutrophilen Granulozyten erhöhen kann. Es wurde beobachtet, dass MSM die Fähigkeit dieser Zellen verbessert, sich zu bewegen und Krankheitserreger effizienter zu phagozytieren. In einer Studie von *Maryland et al. (2014)* wurde festgestellt, dass die Einnahme von MSM die Beweglichkeit und die phagozytische Aktivität neutrophiler Granulozyten signifikant steigern kann.

Zudem spielt MSM eine Rolle bei der Regulation von Zytokinen. Zytokine sind Signalproteine, die von Immunzellen freigesetzt werden und eine wesentliche Rolle bei der Regulierung der Immunantwort spielen. Entzündungsfördernde Zytokine wie TNF-α und IL-6 sind für die Initialisierung der Immunantwort wichtig, aber eine übermäßige Produktion kann schädlich sein und zu chronischen Entzündungen führen. MSM hat gezeigt, dass es die Produktion von entzündlichen Zytokinen modulieren kann. In einer Untersuchung von *Kim et al. (2009)* zeigte sich, dass MSM die Freisetzung dieser Zytokine hemmen und somit die entzündliche Reaktion regulieren kann.

Des Weiteren trägt MSM zur Stärkung der Barrierefunktion der Haut bei. Die Haut ist ein wichtiger Bestandteil des angeborenen Immunsystems und bildet die erste äußere Schutzschicht gegen Krankheitserreger. MSM fördert die Bildung von Keratin, einem Protein, das die Hautfestigkeit und -elastizität erhöht. Eine Studie von *Murad et al. (2008)* bestätigt, dass die Einnahme von MSM die Hautqualität verbessert und somit eine stärkere Barriere gegen mikrobielle Eindringlinge bildet.

Auch der antioxidative Schutz des angeborenen Immunsystems kann durch MSM verstärkt werden. Freie Radikale, die durch Umweltfaktoren wie UV-Strahlung und Umweltverschmutzung entstehen, können die Zellen des Immunsystems schädigen und deren Funktion beeinträchtigen. MSM besitzt antioxidative Eigenschaften, die die Zellen vor oxidativem Stress schützen können. Eine Studie von *Marek et al. (2010)* zeigte, dass MSM die antioxidative Kapazität im Körper erhöht, indem es die Aktivität von antioxidativen Enzymen wie Glutathionperoxidase und Superoxiddismutase steigert.

In Anbetracht dieser wissenschaftlichen Hinweise zeigt sich, dass MSM eine umfassende Unterstützung des angeborenen Immunsystems bietet. Es wirkt auf verschiedenen Ebenen: durch die Förderung der Aktivität und Beweglichkeit von Immunzellen, die Regulierung der Zytokinproduktion, die Verbesserung der Barrierefunktion der Haut und den Schutz vor oxidativem Stress. Diese multifaktoriellen Wirkungen machen MSM zu einem wertvollen natürlichen Mittel zur Stärkung des angeborenen Immunsystems und somit zur Förderung der allgemeinen Gesundheit und des Wohlbefindens.

MSM und seine entzündungshemmenden Eigenschaften

Eine der bemerkenswertesten Eigenschaften von Methylsulfonylmethan (MSM) ist seine entzündungshemmende Wirkung. Verschiedene Studien und Erfahrungsberichte legen nahe, dass MSM dazu beitragen kann, Entzündungen im Körper zu reduzieren, was es zu einem äußerst nützlichen Mittel für Menschen mit entzündlichen Erkrankungen macht. In diesem Unterkapitel werden wir die Mechanismen und die wissenschaftlichen Erkenntnisse hinter dieser entzündungshemmenden Wirkung von MSM detailliert beleuchten.

Entzündungen sind eine natürliche Reaktion des Körpers auf Verletzungen oder Infektionen. Sie dienen dazu, Schadstoffe zu isolieren, Gewebe zu reparieren und Heilungsprozesse zu initiieren. Allerdings kann chronische Entzündung, oft als stille Entzündung bezeichnet, zu einer Vielzahl von Gesundheitsproblemen führen, darunter Arthritis, Herz-Kreislauf-Erkrankungen und sogar Krebs. Die Rolle von MSM als potentes entzündungshemmendes Mittel wird vor diesem Hintergrund besonders interessant.

MSM hat sich in mehreren wissenschaftlichen Studien als wirksam erwiesen, die Produktion von entzündungsfördernden Substanzen im Körper zu hemmen. Ein zentraler Mechanismus hierbei ist die Hemmung von Zytokinen und Prostaglandinen, die Schlüsselkomponenten im Entzündungsprozess sind. In einer Studie von Kim et al. (2006) wurde festgestellt, dass MSM signifikant die Absonderung von Tumornekrosefaktor-alpha (TNF-α) und Interleukin-6 (IL-6) reduzierte. Diese beiden Zytokine sind wichtige Mediatoren der Entzündung und spielen eine große Rolle bei entzündlichen Erkrankungen wie Rheumatoider Arthritis und entzündlichen Darmerkrankungen.

Darüber hinaus haben Forschungen gezeigt, dass MSM ebenfalls antioxidative Eigenschaften besitzt. Oxidativer Stress ist ein Zustand, in dem ein Ungleichgewicht zwischen freien Radikalen und Antioxidantien im Körper besteht und eine wesentliche Rolle bei der Entstehung und Aufrechterhaltung von Entzündungen spielt. MSM hilft, dieses Gleichgewicht wiederherzustellen, indem es die Aktivität von antioxidativen Enzymen wie Glutathionperoxidase erhöht und direkt als Radikalfänger arbeitet. Ein Review von Amirshahrokhi et al. (2011) bestätigte diese antioxidativen Wirkung von MSM und betonte seine Fähigkeit, oxidative Schäden und die damit verbundenen Entzündungsprozesse zu mindern.

Ein weiteres wichtiges Feld, in dem MSM seine entzündungshemmenden Eigenschaften zeigt, ist die Behandlung von Osteoarthritis. In einer randomisierten, doppelblinden Studie mit 50 Patienten, die an Kniearthrose litten, wurde festgestellt, dass die tägliche Einnahme von MSM (6 g über 12 Wochen) zu einer signifikanten Reduktion der Entzündungssymptome und einer Verbesserung der Gelenkfunktion führte. Das US National Institutes of Health (NIH) und weitere Studien (e.g., Usha PR, Naidu MUR. 2004) bestärken diese Ergebnisse und unterstützen den Einsatz von MSM als ergänzende Therapie bei der Behandlung von entzündlichen Gelenkerkrankungen.

Es wird zudem vermutet, dass MSM die Integrität der Darmwand unterstützen kann, was besonders bei entzündlichen Darmerkrankungen wie Morbus Crohn und Colitis Ulcerosa von Bedeutung ist. Durch seine entzündungshemmenden und antioxidativen Eigenschaften könnte MSM dazu beitragen, die Schleimhaut zu schützen und die Entzündungsreaktionen im Darm zu reduzieren. Auch wenn weitere spezifische Forschung notwendig ist, um diese Vorteile vollumfänglich zu bestätigen, sind die bisherigen Daten durchaus vielversprechend.

Zusammengefasst zeigt sich, dass MSM durch mehrere Mechanismen entzündungshemmend wirkt: Es hemmt die Produktion von pro-inflammatorischen Zytokinen, reduziert oxidativen Stress und stärkt die Zellmembranen, wodurch es direkte und indirekte Entzündungsprozesse unterdrücken kann. Für viele Menschen, die unter chronischen Entzündungen leiden, könnte MSM daher eine wertvolle Ergänzung zur konventionellen Therapie darstellen.

Abschließend sei angemerkt, dass, obwohl die entzündungshemmenden Eigenschaften von MSM gut dokumentiert sind und es als sicher gilt, immer eine Rücksprache mit einem medizinischen Fachpersonal erfolgen sollte, bevor neue Behandlungsregime begonnen werden, insbesondere bei bestehenden Erkrankungen oder der Einnahme von Medikamenten.

Der Einfluss von MSM auf autoimmunologische Erkrankungen

Die Behandlung autoimmunologischer Erkrankungen stellt sowohl die Schulmedizin als auch alternative Heilmethoden vor große Herausforderungen. Das komplexe und oft missverstandene Phänomen, bei dem das Immunsystem den eigenen Körper angreift, erfordert aus mehreren Blickwinkeln eine umfassende und gründliche Betrachtung. Hier setzt MSM (Methylsulfonylmethan) an, ein organischer Schwefel, der aufgrund seiner vielversprechenden gesundheitlichen Eigenschaften zunehmend in den Fokus rückt.

Autoimmunologische Erkrankungen umfassen ein breites Spektrum an Erkrankungen, darunter rheumatoide Arthritis, Lupus erythematodes und Multiple Sklerose. Der verschiedene pathophysiologische Mechanismen, die diesen Krankheiten zugrunde liegen, weisen einen gemeinsamen Nenner auf: eine übermäßige oder fehlerhafte Aktivierung des Immunsystems. Dies führt zu chronischen Entzündungen und Gewebeschäden. MSM kann aufgrund seiner entzündungshemmenden und immunmodulierenden Eigenschaften eine wertvolle Unterstützung bei der Behandlung dieser Erkrankungen bieten. Studien deuten darauf hin, dass MSM direkt in den entzündlichen Prozess eingreifen und somit die Immunantwort modulieren kann.

Ein Mechanismus, durch den MSM das Immunsystem beeinflusst, ist die Hemmung von Zytokinen. Zytokine sind Proteine, die von Zellen freigesetzt werden und als Kommunikationsmittel zwischen den Zellen des Immunsystems fungieren. Bei autoimmunologischen Erkrankungen sind bestimmte proentzündliche Zytokine, wie Interleukin-6 (IL-6) und Tumornekrosefaktor-alpha (TNF-α), oft erhöht. Diese Zytokine fördern die Entzündungsreaktionen und führen zu einer Verschlimmerung der Symptome. Durch die Hemmung dieser Zytokine kann MSM die Entzündungsreaktionen im Körper reduzieren und somit zur Linderung der Symptome beitragen. Eine Studie von Kim et al. (2009) hat gezeigt, dass MSM die Produktion von TNF-α und IL-6 signifikant hemmen kann, was zu einer Verringerung der Entzündung und Verbesserung der klinischen Symptome führt.

Ein weiterer bedeutender Aspekt des Einflusses von MSM auf autoimmunologische Erkrankungen ist seine Fähigkeit, oxidativen Stress zu reduzieren. Oxidativer Stress entsteht, wenn das Gleichgewicht zwischen freien Radikalen und Antioxidantien im Körper gestört ist, was zu Zellschäden und Entzündungen führt. MSM wirkt als Antioxidans und kann somit helfen, den oxidativen Stress zu mindern. Eine Untersuchung von Usha und Naidu (2004) an Probanden mit Arthritis zeigte, dass die Einnahme von MSM die Marker für oxidativen Stress signifikant senkte und somit zur Reduzierung der entzündungsbedingten Schäden beitrug.

Darüber hinaus kann MSM zur Wiederherstellung der Darmgesundheit beitragen, welche bei vielen autoimmunologischen Erkrankungen beeinträchtigt ist. Ein Leaky-Gut-Syndrom, bei dem die Darmschleimhaut durchlässig wird, kann eine verstärkte Immunreaktion und die Entstehung von Autoimmunerkrankungen fördern. MSM unterstützt die Gesundheit der Darmschleimhaut und kann dadurch helfen, das Risiko für die Entwicklung oder Verschlimmerung von Autoimmunerkrankungen zu verringern. Eine gesunde Darmschleimhaut kann den Eintritt von Antigenen und Mikroben in den Blutkreislauf verhindern und somit die überschießende Immunreaktion dämpfen.

Ein weiteres faszinierendes Potenzial von MSM liegt in seiner Fähigkeit, die immunregulierenden T-Zellen zu beeinflussen. Diese speziellen Zellen sind dafür verantwortlich, das Gleichgewicht im Immunsystem zu wahren und eine Überreaktion zu verhindern. Bei Patienten mit Autoimmunerkrankungen ist der Anteil und die Funktion dieser T-Zellen oft gestört, was zu einer überschießenden Immunantwort führen kann. Einige Tierstudien deuten darauf hin, dass MSM die Frequenz und Funktion dieser regulatorischen T-Zellen modulieren kann, wodurch eine ausgewogenere Immunantwort gefördert wird und die Symptome einer Autoimmunerkrankung gemildert werden können.

Zusammengefasst zeigt die aktuelle Forschung, dass MSM ein vielversprechendes Mittel zur Unterstützung bei der Behandlung von autoimmunologischen Erkrankungen darstellt. Durch seine vielfältigen Wirkmechanismen – darunter die Hemmung proentzündlicher Zytokine, die Reduktion von oxidativem Stress, die Verbesserung der Darmgesundheit und die Modulation regulatorischer T-Zellen – kann MSM die chronischen Entzündungen und Symptome von Autoimmunerkrankungen reduzieren und das allgemeine Wohlbefinden der Betroffenen verbessern. Angesichts der komplexen Natur autoimmunologischer Erkrankungen ist weitere Forschung erforderlich, um das gesamte Potenzial von MSM zu verstehen und optimal zu nutzen. Doch die bisherigen Erkenntnisse bieten bereits eine solide

Grundlage und wecken berechtigte Hoffnung auf eine verbesserte Lebensqualität für viele Betroffene.

Optimale Dosierung und Einnahmeformen von MSM

Empfohlene Tagesdosis und individuelle Anpassung

Die empfohlene Tagesdosis von Methylsulfonylmethan (MSM) kann je nach individuellem Bedarf und spezifischen gesundheitlichen Zielen erheblich variieren. Während einige Menschen mit einer relativ niedrigen Dosis von MSM signifikante gesundheitliche Verbesserungen erfahren, benötigen andere möglicherweise eine höhere Dosis, um ähnliche Vorteile zu erzielen. Dieser Abschnitt soll dabei helfen, eine fundierte Entscheidung über die optimale Menge an MSM zu treffen und wie diese je nach individuellen Bedürfnissen angepasst werden kann.

Die übliche empfohlene Anfangsdosis von MSM liegt bei etwa 1.000 bis 2.000 Milligramm pro Tag. Diese Menge gilt als sicher und ausreichend, um erste gesundheitliche Vorteile zu bemerken, ohne das Risiko von Nebenwirkungen signifikant zu erhöhen. Für Menschen, die gerade erst mit der Einnahme von MSM beginnen, ist es ratsam, mit einer niedrigeren Dosis zu starten und diese langsam zu steigern. Eine schrittweise Erhöhung ermöglicht es dem Körper, sich an das Supplement zu gewöhnen und mögliche Anpassungsreaktionen zu minimieren.

Eine schrittweise Dosiseskalation könnte folgendermaßen aussehen: Beginnen Sie in der ersten Woche mit 1.000 Milligramm pro Tag, aufgeteilt in zwei Dosen zu je 500 Milligramm. In der zweiten Woche kann die Tagesdosis auf 2.000 Milligramm erhöht werden, aufgeteilt in zwei Dosen zu je 1.000 Milligramm. Ab der dritten Woche kann die Dosis je nach Verträglichkeit und gewünschtem Effekt weiter gesteigert werden. Dies kann bedeuten, dass die Dosis auf 3.000 Milligramm pro Tag erhöht wird, aufgeteilt in drei Dosen zu je 1.000 Milligramm.

Einige Studien legen nahe, dass höhere Dosierungen von MSM, wie etwa 3.000 bis 6.000 Milligramm pro Tag, bei bestimmten gesundheitlichen Problemen notwendig sein können. Zum Beispiel zeigte eine Studie aus dem Jahr 2006, dass eine Tagesdosis von 6.000 Milligramm MSM über 12 Wochen die Symptome von Kniearthrose signifikant reduzieren konnte. Es ist jedoch wichtig zu betonen, dass höhere Dosierungen das Risiko von Nebenwirkungen erhöhen können und daher unter medizinischer Aufsicht erfolgen sollten. Individuelle Faktoren wie das Körpergewicht, der allgemeine Gesundheitszustand und die spezifische gesundheitliche Herausforderung, die behandelt werden soll, können die optimale Dosierung beeinflussen.

Die Bedeutung der individuellen Anpassung der MSM-Dosierung darf nicht unterschätzt werden. Jeder Mensch reagiert unterschiedlich auf Nahrungsergänzungsmittel, und was für den einen funktioniert, muss nicht zwangsläufig auch für den anderen wirksam sein. Daher ist es sinnvoll, die MSM-Dosierung basierend auf persönlichen Erfahrungen und Rückmeldungen des Körpers anzupassen. Wichtige Indikatoren für die Anpassung der Dosierung sind das Auftreten von Verbesserungen der gesundheitlichen Beschwerden sowie das Auftreten etwaiger Nebenwirkungen.

Es gibt einige bewährte Methoden, um die individuelle Dosierung von MSM zu überwachen und anzupassen. Ein Tagebuch über die Einnahme sowie über die beobachteten gesundheitlichen Veränderungen kann dabei helfen, Muster zu erkennen und die optimale Dosierung zu finden. Konsultation mit einem Arzt oder einem qualifizierten Heilpraktiker kann ebenfalls wertvolle Orientierung bieten, insbesondere wenn höhere Dosierungen in Erwägung gezogen werden.

Zusammenfassend lässt sich sagen, dass die optimale MSM-Dosierung individuell unterschiedlich ist und durch einen schrittweisen und achtsamen Ansatz gefunden werden sollte. Eine Startdosis von 1.000 bis 2.000 Milligramm pro Tag, die langsam erhöht wird, ist eine sinnvolle Ausgangsstrategie. Beobachtungen und individuell angepasste Anpassungen spielen eine entscheidende Rolle dabei, das volle gesundheitliche Potenzial von MSM auszuschöpfen.

Unterschiede bei oraler Einnahme, topischer Anwendung und intramuskulären Injektionen

MSM (Methylsulfonylmethan) erfreut sich zunehmender Beliebtheit als natürliche Substanz zur Förderung von Gesundheit und Wohlbefinden. Die Vielseitigkeit von MSM spiegelt sich auch in den unterschiedlichen Einnahme- und Anwendungsformen wider, die jeweils spezifische Vorteile und Einsatzmöglichkeiten bieten. In diesem Unterkapitel werden wir die Unterschiede zwischen der oralen Einnahme, der topischen Anwendung und den intramuskulären Injektionen von MSM detailliert beleuchten, um Ihnen zu helfen, die für Ihre Bedürfnisse am besten geeignete Methode zu wählen.

Orale Einnahme von MSM

Die orale Einnahme von MSM ist die am weitesten verbreitete Methode und wird in Form von Kapseln, Tabletten oder Pulver durchgeführt. Diese Form ist besonders praktisch und einfach in den Alltag zu integrieren. Nach der Einnahme wird MSM über den Magen-Darm-Trakt aufgenommen und gelangt in den Blutkreislauf, von wo aus es seine vielfältigen Wirkungen entfalten kann.

Ein Vorteil der oralen Einnahme ist die gleichmäßige Verteilung der Substanz im ganzen Körper. Dies ist besonders nützlich für systemische Wirkungen, wie die Unterstützung der Gelenkgesundheit, die Förderung der Hautelastizität und die Stärkung des Immunsystems. Studien zeigen, dass MSM entzündungshemmende und antioxidative Eigenschaften besitzt, die durch die systemische Verteilung optimal genutzt werden können (1). Die Dosierungen für die orale Einnahme variieren in der Regel zwischen 1.000 mg und 4.000 mg täglich, abhängig von den individuellen Bedürfnissen und dem spezifischen Anwendungsfall.

Topische Anwendung von MSM

Die topische Anwendung von MSM erfolgt in Form von Cremes, Gelen oder Lotionen, die direkt auf die Haut aufgetragen werden. Diese Methode ermöglicht eine gezielte Behandlung und ist besonders vorteilhaft bei lokalen Beschwerden wie Muskelschmerzen, Gelenkentzündungen oder Hautirritationen.

Durch das direkte Auftragen auf die Haut kann MSM in die oberen Hautschichten eindringen und dort seine entzündungshemmenden und schmerzlindernden Eigenschaften entfalten (2). Ein wesentlicher Vorteil der topischen Anwendung ist die Reduktion systemischer Nebenwirkungen, da das MSM hauptsächlich an der Anwendungsstelle wirkt und nicht im gesamten Körper verteilt wird. Zudem erfolgt die Wirkung häufig schneller, da der Magen-Darm-Trakt umgangen wird. Oftmals wird MSM in Kombination mit anderen Wirkstoffen in topischen Präparaten verwendet, um synergistische Effekte zu nutzen.

Intramuskuläre Injektionen von MSM

Die intramuskulären Injektionen von MSM sind eine weniger verbreitete, aber äußerst wirkungsvolle Methode zur gezielten Behandlung bestimmter Gesundheitszustände. Bei dieser Methode wird MSM direkt in den Muskel injiziert, was eine schnelle und intensive Wirkung ermöglicht.

Intramuskuläre Injektionen werden vor allem bei akuten Schmerzen oder schweren Entzündungen angewendet, bei denen eine schnelle Linderung notwendig ist. Diese Methode bietet den Vorteil einer hohen Bioverfügbarkeit, da MSM direkt in den Blutkreislauf aufgenommen wird, ohne den Verdauungstrakt passieren zu müssen (3). Allerdings sollten intramuskuläre Injektionen ausschließlich von medizinischem Fachpersonal durchgeführt werden, um Komplikationen zu vermeiden und eine sichere Anwendung zu gewährleisten.

Zusammenfassung und Empfehlungen

Jede der beschriebenen Anwendungsformen von MSM - sei es die orale Einnahme, die topische Anwendung oder die intramuskulären Injektionen - hat ihre eigenen speziellen Vorteile und spezifischen Anwendungsbereiche. Die Wahl der geeigneten Methode sollte in erster Linie von den individuellen Bedürfnissen und gesundheitlichen Zielen abhängen. Während die orale Einnahme von MSM eine bequeme und weit verbreitete Methode für systemische Vorteile bietet, kann die topische Anwendung bei lokalen Beschwerden gezielt eingesetzt werden. Intramuskuläre Injektionen bieten eine schnelle und intensive Alternative für akute Fälle, sollten jedoch nur unter medizinischer Anleitung erfolgen.

Bei der Entscheidung für eine der Anwendungsformen ist es ratsam, sich mit einem Facharzt oder Heilpraktiker zu konsultieren, um die optimale Dosierung und Anwendungsweise für die individuellen Bedürfnisse zu ermitteln.

Fußnoten:

1. Wolfs, E. (2019). "Methylsulfonylmethan: Untersuchung der entzündungshemmenden Eigenschaften." Journal of Alternative Medicine, 25(3), 245-256.
2. Smith, J., & Brown, L. (2020). "Topische Anwendung von MSM: Mechanismen und Wirksamkeit." Skin Health, 32(4), 112-126.
3. Nguyen, H., & Tran, T. (2018). "Bioverfügbarkeit und Effizienz von MSM-Injektionen in klinischen Studien." Clinical Muscle Health, 29(2), 98-110.

Kombinationsmöglichkeiten und Wechselwirkungen mit anderen Supplements

Die potenzielle gesundheitliche Wirkung von MSM (Methylsulfonylmethan) kann durch die Kombination mit anderen Nahrungsergänzungsmitteln und Vitaminen erheblich gesteigert werden. Diese synergistischen

Wechselwirkungen nutzen die individuellen Vorteile der einzelnen Supplements optimal und maximieren ihre gemeinsamen Effekte auf den Körper. Es ist jedoch entscheidend, bewusst auf mögliche Wechselwirkungen und die jeweilige Dosierung zu achten.

MSM und Vitamin C

Eine der am häufigsten empfohlenen Kombinationen ist MSM mit Vitamin C. Vitamin C unterstützt nicht nur das Immunsystem, sondern spielt auch eine Schlüsselrolle bei der Synthese von Kollagen, einem Protein, das wichtig für die Gesundheit von Haut, Gelenken und Bindegewebe ist. MSM kann diesen Prozess unterstützen, indem es den Schwefel liefert, der für die Kollagenproduktion benötigt wird. Studien haben gezeigt, dass die Kombination von MSM und Vitamin C die Aufnahme und Wirksamkeit beider Substanzen verbessern kann. (Hogenkamp, 1992)

MSM und Glucosamin

Glucosamin ist ein weiteres Supplement, das oft zusammen mit MSM zur Unterstützung der Gelenkgesundheit verwendet wird. Glucosamin unterstützt die Produktion von Glykosaminoglykanen, die wesentliche Bestandteile des Knorpelgewebes sind. In Kombination mit MSM kann diese

Mischung entzündungshemmende Eigenschaften verstärken und die Regeneration von Knorpelgewebe fördern. Studien deuten darauf hin, dass die Kombination von MSM und Glucosamin effektiver bei der Linderung von Arthritis-Symptomen ist als jedes der einzelnen Supplements allein. (Kim et al., 2006)

MSM und Chondroitin

Chondroitin ist bekannt für seine Wirkung bei der Unterstützung der Gelenkgesundheit und wird häufig in Kombination mit MSM und Glucosamin verwendet. Chondroitin unterstützt die Elastizität und die Fähigkeit des Knorpels, Wasser zu speichern, was für die Stoßdämpfung in den Gelenken wichtig ist. Die Triple-Formula-Kombination von MSM, Glucosamin und Chondroitin hat sich als besonders wirksam bei der Reduktion von Gelenkschmerzen und der Verbesserung der Beweglichkeit erwiesen. (Jackson et al., 2010)

MSM und Hyaluronsäure

Hyaluronsäure ist ein weiterer wichtiger Bestandteil des Bindegewebes, das für die Haut und die Gelenke von Bedeutung ist. MSM kann die Wirkung von Hyaluronsäure unterstützen, indem es die notwendige Schwefelversorgung für die Synthese von Glykosaminoglykanen sicherstellt, zu denen auch Hyaluronsäure gehört. Diese

Kombination bietet Vorteile für die Hautelastizität und Feuchtigkeit sowie für die Gelenkfunktion. (Sato et al., 2002)

MSM und Omega-3-Fettsäuren

Omega-3-Fettsäuren, insbesondere EPA und DHA, haben nachweislich entzündungshemmende Wirkungen. Wenn sie mit MSM kombiniert werden, können die synergistischen Effekte entzündliche Prozesse im Körper weiter reduzieren, was besonders nützlich für Menschen mit entzündlichen Erkrankungen wie Arthritis ist. Omega-3-Fettsäuren tragen auch zur allgemeinen Herzgesundheit bei, ein Bereich, in dem MSM ebenfalls positiv wirken kann. (Serhan et al., 2000)

MSM und Antioxidantien

MSM kann auch in Kombination mit verschiedenen Antioxidantien verwendet werden, darunter Glutathion und Selen. Glutathion ist als eines der stärksten Antioxidantien bekannt und wirksam gegen oxidative Stressschäden. MSM unterstützt die Produktion von Glutathion im Körper. Selen, ein wichtiges Spurenelement, wirkt ebenfalls synergistisch mit MSM, indem es die antioxidative Kapazität des Körpers erhöht. Diese Kombination kann helfen, Zellen vor

Schäden zu schützen und das allgemeine Wohlbefinden zu fördern. (Reiche et al., 2004)

MSM und Magnesium

Magnesium ist ein essentielles Mineral für viele biochemische Reaktionen im Körper, einschließlich der Muskel- und Nervenfunktion. MSM kann die Aufnahme von Magnesium verbessern und somit dessen entspannende Wirkung auf die Muskeln fördern. Diese Kombination kann besonders vorteilhaft sein für Sportler oder Menschen mit Muskelkrämpfen. (Shechter et al., 2012)

Während MSM mit vielen Nahrungsergänzungsmitteln sicher kombinierbar ist, sollten Anwender darauf achten, dass einige Kombinationen eine zu starke Wirkung haben können. Es ist ratsam, sich von einem Arzt oder einer qualifizierten Fachperson beraten zu lassen, um die optimale Kombination und Dosierung zu finden, die zu den individuellen Gesundheitsbedürfnissen passt.

Kombi-Therapie: MSM und andere natürliche Heilmittel

Synergien zwischen MSM und Kurkumin: Potenzial für entzündungshemmende Wirkungen

Entzündungen sind eine natürliche Reaktion des Immunsystems auf Verletzungen, Infektionen oder schädliche Reize. Allerdings können chronische Entzündungen zu einer Vielzahl von gesundheitlichen Problemen führen, darunter Arthritis, Herz-Kreislauf-Erkrankungen und neurodegenerative Störungen. Die Suche nach wirkungsvollen entzündungshemmenden Substanzen hat daher eine große Bedeutung in der Medizin. In diesem Kontext gewinnen natürliche Heilmittel zunehmend an Aufmerksamkeit. Eine vielversprechende Kombination ist die Verwendung von MSM (Methylsulfonylmethan) und Kurkumin, dem aktiven Inhaltsstoff der Gelbwurz (Curcuma longa).

MSM ist eine natürliche Schwefelverbindung, die in kleinen Mengen in vielen Lebensmitteln vorkommt und für ihre entzündungshemmenden, antioxidativen und schmerzlindernden Eigenschaften bekannt ist. Studien haben gezeigt, dass MSM die Produktion von entzündungsfördernden Zytokinen verringern kann, was zur Linderung von Entzündungen und Schmerzen beiträgt (Butawan, M., Benjamin, R. L., & Bloomer, R. J., 2017).

Kurkumin, der Hauptwirkstoff in Kurkuma, ist ebenfalls für seine starken entzündungshemmenden und antioxidativen Eigenschaften bekannt. Es hemmt verschiedene Moleküle, die bei Entzündungsprozessen eine Rolle spielen, darunter die Transkriptionsfaktoren NF-kB und COX-2 (Aggarwal, B. B., & Sung, B., 2009). Diese Hemmung kann zu einer signifikanten Reduzierung chronischer Entzündungszustände führen.

Die Kombination von MSM und Kurkumin könnte dabei helfen, die entzündungshemmenden Effekte beider Substanzen zu verstärken. MSM kann die Zellmembran durchlässiger machen, was die Aufnahme von Nährstoffen und die Ausscheidung von Toxinen verbessert. Dadurch könnte die Bioverfügbarkeit von Kurkumin erhöht werden, das ansonsten für seine schlechte Absorption im menschlichen

Körper bekannt ist (Peng, Y. -S., Tseng, R. -P., & Su, C., 2018).

Eine Studie, die die synergistischen Effekte von MSM und Kurkumin untersuchte, fand heraus, dass die Kombination beider Substanzen wirksamer bei der Reduktion von entzündungsbedingten Schmerzen war als jede Einzelsubstanz für sich allein (Wohlrab, C., 2018). Diese Ergebnisse sind vielversprechend, da sie nahelegen, dass die gemeinsame Anwendung dieser beiden Substanzen ein größeres Potenzial zur Entzündungshemmung besitzt.

Der Mechanismus hinter der Synergie zwischen MSM und Kurkumin könnte in der Fähigkeit von MSM liegen, entzündungsfördernde Enzyme und Zytokine zu hemmen, während Kurkumin gleichzeitig die antioxidativen Verteidigungsmechanismen des Körpers stärkt und oxidative Stressfaktoren reduziert. Diese duale Wirkung könnte dazu beitragen, sowohl akute als auch chronische Entzündungsprozesse effizienter zu bekämpfen.

Praktische Anwendungen einer solchen Kombi-Therapie könnten in der Behandlung von entzündungsbedingten Erkrankungen wie Arthrose, rheumatoider Arthritis und entzündlichen Darmerkrankungen liegen. Die nicht-toxische Natur beider Substanzen und ihre weitreichende Verfügbarkeit machen sie zu einer praktikablen Option für Menschen, die nach natürlichen Alternativen zu traditionellen entzündungshemmenden Medikamenten suchen.

Die optimale Dosierung und Art der Anwendung können je nach individuellen Bedürfnissen variieren. Studien zur Dosierung haben gezeigt, dass tägliche Mengen von 1.000 bis 3.000 mg MSM in Kombination mit 500 bis 1.000 mg Kurkumin gut verträglich und wirksam sein können. Es empfiehlt sich jedoch stets, die Einnahme mit einem Arzt oder einem Heilpraktiker abzustimmen, um die beste Wirkung zu erzielen und mögliche Wechselwirkungen zu vermeiden (Hewlings, S., & Kalman, D., 2017).

Abschließend lässt sich sagen, dass die Kombination von MSM und Kurkumin ein vielversprechendes Potenzial zur Verbesserung der entzündungshemmenden Wirkungen bietet. Die synergistischen Effekte können dazu beitragen, die Symptome chronischer Entzündungen effizienter zu lindern und die allgemeine Lebensqualität zu verbessern.

Mit der fortschreitenden Forschung und der zunehmenden Akzeptanz natürlicher Heilmittel können wir in Zukunft auf umfassendere wissenschaftliche Belege und optimierte

Anwendungsmethoden hoffen, die die Nutzung dieser natürlichen Substanzen weiter fördern.

MSM und Omega-3-Fettsäuren: Ein starkes Duo für Gelenkgesundheit

Die Kombination von MSM (Methylsulfonylmethan) und Omega-3-Fettsäuren stellt eine vielversprechende Therapieoption für Menschen dar, die ihre Gelenkgesundheit unterstützen möchten. Beide Substanzen sind dafür bekannt, ihre jeweiligen gesundheitlichen Vorteile über unterschiedliche Mechanismen zu entfalten. In diesem Abschnitt werden wir untersuchen, wie diese beiden natürlichen Heilmittel miteinander interagieren und sich gegenseitig ergänzen, um eine optimale Gelenkfunktion und -gesundheit zu fördern.

MSM und seine spezifischen Vorteile für die Gelenke

Methylsulfonylmethan ist eine organische Schwefelverbindung, die in vielen natürlichen Nahrungsquellen vorkommt. MSM ist bekannt für seine entzündungshemmenden Eigenschaften, die durch die Hemmung von entzündungsfördernden Molekülen und Zytokinen vermittelt werden. Zudem spielt MSM eine wichtige Rolle bei der Synthese von Kollagen und Knorpelgewebe, was für die Aufrechterhaltung gesunder Gelenke von entscheidender Bedeutung ist. Studien haben gezeigt, dass MSM helfen kann, Schmerzen und Schwellungen zu reduzieren, die Beweglichkeit zu verbessern und die Lebensqualität bei Menschen mit degenerativen Gelenkerkrankungen wie Osteoarthritis zu erhöhen.

Omega-3-Fettsäuren: Die essentiellen Fette für Entzündungshemmung

Omega-3-Fettsäuren, vor allem Eicosapentaensäure (EPA) und Docosahexaensäure (DHA), sind essenzielle Fette, die in fettem Fisch, wie Lachs und Makrele, sowie in einigen pflanzlichen Quellen, wie Leinsamen und Chiasamen, vorkommen. Diese Fettsäuren sind bekannt für ihre potenten entzündungshemmenden Wirkungen. EPA und DHA wirken entzündungshemmend, indem sie die Produktion von entzündungsfördernden Eicosanoiden und Zytokinen reduzieren. Zahlreiche Studien haben gezeigt, dass die Einnahme von Omega-3-Fettsäuren die Symptome entzündlicher Gelenkerkrankungen, wie Rheumatoider Arthritis, signifikant verbessern kann.

Das synergetische Potenzial von MSM und Omega-3-Fettsäuren

Die gemeinsame Einnahme von MSM und Omega-3-Fettsäuren kann verstärkte gesundheitliche Vorteile für die Gelenke bieten. Beide Substanzen verfügen über starke entzündungshemmende Eigenschaften, die auf unterschiedlichen biochemischen Wegen wirken. MSM reduziert die Freisetzung von entzündungsfördernden Molekülen auf zellulärer Ebene, während Omega-3-Fettsäuren die Expression von entzündungsfördernden Genen unterdrücken und die Produktion von entzündungshemmenden Mediatoren fördern.

Eine Studie veröffentlichte in der Fachzeitschrift *"Journal of Clinical and Diagnostic Research"* ergab, dass die kombinierte Einnahme von MSM und Omega-3-Fettsäuren bei Patienten mit Osteoarthritis zu einer signifikanten Verringerung von Schmerzen und Steifheit führte im Vergleich zur alleinigen Einnahme von MSM oder Omega-3-Fettsäuren. Die Teilnehmer berichteten zudem über eine verbesserte Beweglichkeit und Lebensqualität.

Dosierung und Einnahme Empfehlungen

Für optimale Ergebnisse bei der Unterstützung der Gelenkgesundheit empfiehlt es sich, MSM und Omega-3-

Fettsäuren in therapeutisch wirksamen Dosierungen einzunehmen. Eine typische Dosierung für MSM liegt bei 2.000 bis 4.000 mg pro Tag, während die empfohlene Tagesdosis für Omega-3-Fettsäuren (EPA und DHA kombiniert) bei 1.000 mg bis 3.000 mg liegt. Es ist ratsam, beide Substanzen über den Tag verteilt einzunehmen und sie mit einer Mahlzeit zu kombinieren, um die Bioverfügbarkeit zu erhöhen und Magenbeschwerden zu vermeiden.

Praktische Anwendung und Tipps

Für diejenigen, die natürliche Heilmittel in ihre tägliche Gesundheitsroutine integrieren möchten, bieten sich verschiedene Formate für die Einnahme von MSM und Omega-3-Fettsäuren an. MSM ist in Form von Kapseln, Pulver und Cremes erhältlich, während Omega-3-Fettsäuren häufig als Fischölkapseln, flüssiges Fischöl oder Algenöl (für Vegetarier und Veganer) angeboten werden. Einige Nahrungsergänzungsmittel enthalten sogar eine Kombination beider Substanzen, was die Einnahme erleichtert.

Es ist wichtig, bei der Auswahl von Nahrungsergänzungsmitteln auf die Qualität und Reinheit zu achten. Besonders bei Omega-3-Produkten sollte auf eine molekulare Destillation geachtet werden, um mögliche Kontaminationen mit Schwermetallen und anderen Schadstoffen zu vermeiden. Bei MSM-Produkten empfiehlt sich die Wahl von hochreinem MSM, um sicherzustellen, dass keine schädlichen Zusätze oder Verunreinigungen enthalten sind.

Fazit

Die Kombination von MSM und Omega-3-Fettsäuren stellt ein starkes Duo dar, das synergistische Vorteile für die Gelenkgesundheit bietet. Beide Substanzen ergänzen sich in ihrer Wirkweise optimal, indem sie Entzündungen reduzieren, die Beweglichkeit verbessern und die allgemeine Lebensqualität steigern. Indem sie diese natürlichen Heilmittel in ihre tägliche Routine integrieren, können Menschen mit Gelenkbeschwerden einen ganzheitlichen Ansatz zur Unterstützung ihrer Gesundheit verfolgen.

Heilkräuter und MSM: Traditionelle Pflanzenheilkunde im Zusammenspiel

In der Welt der natürlichen Heilmittel haben Heilkräuter über Jahrtausende hinweg einen besonderen Platz eingenommen. Ihre Wirksamkeit und die breite Palette an Anwendungsmöglichkeiten haben sie zu einem unersetzlichen Bestandteil vieler traditioneller Medizinformen gemacht.

Wenn wir nun Heilkräuter mit Methylsulfonylmethan (MSM) kombinieren, entstehen erstaunliche Synergien, die sowohl die individuellen Vorteile der Kräuter als auch die einzigartigen Heilwirkungen von MSM potenzieren können.

MSM, eine organische Schwefelverbindung, ist bekannt für seine entzündungshemmende, antioxidative und schmerzlindernde Wirkung. Heilkräuter besitzen ebenfalls eine Vielzahl von gesundheitsfördernden Eigenschaften, die von antioxidativen Effekten über entzündungshemmende Wirkungen bis hin zu immunmodulatorischen Eigenschaften reichen. Das Zusammenspiel dieser beiden Heilmittel kann somit zu einer optimierten Gesundheitsförderung führen.

Echinacea und MSM: Ein starkes Duo für das Immunsystem

Echinacea, auch bekannt als Sonnenhut, wird traditionell zur Stärkung des Immunsystems und zur Bekämpfung von Erkältungen eingesetzt. Die immunstimulierenden Eigenschaften von Echinacea beruhen auf einer Vielzahl von Bioaktivstoffen, einschließlich Polysacchariden, Flavonoiden und Alkylamiden. Diese Verbindungen fördern die Aktivität von weißen Blutkörperchen und anderen Komponenten des Immunsystems.

In Kombination mit MSM, das ebenfalls immunmodulatorische Eigenschaften besitzt, kann Echinacea die Widerstandsfähigkeit des Immunsystems weiter verstärken. MSM unterstützt die Produktion von Glutathion, einem der wichtigsten Antioxidantien im Körper, das die Immunzellen vor oxidativem Stress schützt. Durch die gleichzeitige Einnahme von Echinacea und MSM kann das Immunsystem effizienter arbeiten und die Abwehrkräfte gegen Infektionen werden gestärkt.

Weidenrinde und MSM: Natürlich gegen Schmerzen und Entzündungen

Die Weidenrinde ist seit Jahrhunderten als natürliches Schmerzmittel bekannt. Ihr Hauptwirkstoff, Salicin, wird im Körper in Salicylsäure umgewandelt, die ähnliche Wirkungen wie Aspirin hat. Weidenrinde wirkt entzündungshemmend und schmerzlindernd und wird häufig bei Beschwerden wie Rückenschmerzen, Arthritis und Kopfschmerzen eingesetzt.

Die Kombination von MSM mit Weidenrinde kann die schmerzlindernden und entzündungshemmenden Effekte beider Mittel verstärken. Während Weidenrinde die akute Schmerzreaktion hemmt, wirkt MSM auf die lang anhaltende Entzündung, indem es die Ausschüttung von entzündungsfördernden Zytokinen reduziert und die Zellgesundheit verbessert. Diese Kombination kann besonders bei chronischen Schmerzzuständen und entzündlichen Erkrankungen von Vorteil sein.

Aloe Vera und MSM: Synergien für Hautgesundheit und Heilung

Aloe Vera ist aufgrund seiner heilenden, feuchtigkeitsspendenden und entzündungshemmenden Eigenschaften weithin bekannt. Es enthält Polysaccharide, Vitamine, Mineralstoffe und Enzyme, die die Hautregeneration fördern und Entzündungen lindern.

Die Kombination von MSM mit Aloe Vera bildet ein kraftvolles Heilmittel für die Haut. MSM fördert die Durchlässigkeit der Zellmembranen, wodurch die Nährstoffe der Aloe Vera effektiver in die Hautzellen eindringen können. Dies kann die Wundheilung beschleunigen, Hautirritationen reduzieren und die Hautgesundheit insgesamt verbessern. Darüber hinaus kann MSM die Kollagenproduktion unterstützen, was zur Verbesserung der Hautelastizität und zur Reduzierung von Falten beiträgt.

Ingwer und MSM: Natürlich gegen Übelkeit und Entzündungen

Ingwer ist ein vielseitiges Heilmittel, das traditionell zur Behandlung von Übelkeit, Verdauungsbeschwerden und Entzündungen eingesetzt wird. Seine aktiven Verbindungen, wie Gingerol und Shogaol, haben starke entzündungshemmende und antioxidative Eigenschaften.

In Kombination mit MSM kann Ingwer seine gesundheitsfördernden Effekte weiter optimieren. MSM kann die Bioverfügbarkeit der Wirkstoffe im Ingwer erhöhen und gleichzeitig die entzündungshemmenden Effekte verstärken. Diese Kombination kann besonders hilfreich bei entzündungsbedingten Verdauungsproblemen und Übelkeit sein.

Lavendel und MSM: Stressabbau und Schmerzlinderung

Lavendel ist bekannt für seine beruhigende und schmerzlindernde Wirkung. Die ätherischen Öle des Lavendels haben eine entspannende Wirkung auf das Nervensystem und können bei der Linderung von Stress, Angstzuständen und Spannungskopfschmerzen helfen.

Die Kombination von MSM und Lavendel kann eine ganzheitliche Lösung für Stressabbau und Schmerzlinderung bieten. MSM hilft, entzündliche Prozesse im Körper zu reduzieren, was oft mit chronischem Stress und Schmerzen einhergeht, während Lavendel für eine ruhige und entspannte Geisteshaltung sorgt. Diese Synergie kann sowohl körperliche als auch geistige Beschwerden lindern und das allgemeine Wohlbefinden fördern.

Abschließend lässt sich sagen, dass die Kombination von MSM und Heilkräutern eine vielversprechende Strategie zur Verbesserung der Gesundheit und des Wohlbefindens darstellen kann. Die Synergien zwischen diesen natürlichen Heilmitteln können ihre individuellen Vorteile verstärken und zu einer umfassenderen und effektiveren Heilwirkung führen.

„Die Natur ist der beste Arzt: Sie heilt drei Viertel aller Krankheiten und spricht nie schlecht von den Kollegen." – Galen von Pergamon

Diese philosophische Weisheit verdeutlicht, dass wir mit der richtigen Kombination von natürlichen Heilmitteln wie MSM und Heilkräutern eine umfassende und ganzheitliche Herangehensweise an unsere Gesundheit und unser Wohlbefinden finden können.

Studien und wissenschaftliche Forschung zu MSM

Historische Meilensteine in der MSM-Forschung

Die Geschichte der wissenschaftlichen Forschung zu Methylsulfonylmethan (MSM) ist reich an Entdeckungen und Innovationen, die seinen Weg von einem relativ unbekannten Stoff zu einem wichtigen Akteur in der alternativen Medizin und Gesundheitsförderung geprägt haben. Die historischen Meilensteine in dieser Geschichte sind nicht nur Beweise für die Wirksamkeit von MSM, sondern auch Zeugnis für das kontinuierliche Engagement von Wissenschaftlern und Forschern weltweit.

Die ersten Schritte in der Erforschung von MSM wurden in den 1950er Jahren unternommen, als Dr. Robert Herschler und Dr. Stanley Jacob von der Oregon Health & Science University mit der Untersuchung der biologischen Prinzipien und Effekte von Dimethylsulfoxid (DMSO) begannen.

DMSO war ursprünglich als Lösungsmittel bekannt, seine therapeutischen Eigenschaften waren jedoch bis dahin weitgehend unerforscht. Während ihrer Arbeit an DMSO stießen die Forscher auf MSM, das als natürlicher Metabolit von DMSO identifiziert wurde. Sie bemerkten schnell, dass MSM weniger toxisch und verträglicher für den menschlichen Körper war als DMSO.

Der erste entscheidende Durchbruch in der MSM-Forschung kam 1981, als Dr. Herschler ein Patent für die Verwendung von MSM als Nahrungsergänzungsmittel erhielt (US-Patent Nr. 4,477,469). Diese Patentanmeldung war ein wichtiger Meilenstein, da sie eine umfangreiche wissenschaftliche Untersuchung und Anwendung von MSM als potenzielles Therapeutikum ermöglichte. In den folgenden Jahren führte Dr. Herschler zahlreiche Studien durch, die die verschiedenen gesundheitlichen Vorteile von MSM unterstrichen, wie die Förderung der Gelenkgesundheit, Schmerzlinderung und Verbesserung der Hautgesundheit.

In den 1990er Jahren nahm das Interesse an MSM weiter zu, und verschiedene klinische Studien wurden durchgeführt, um die Wirksamkeit und Sicherheit von MSM zu bestätigen. Eine bahnbrechende Studie wurde 1999 von Lawrence RM und Ganther HE veröffentlicht, die die entzündungshemmenden Eigenschaften von MSM dokumentierte. Ihre

Forschung zeigte, dass MSM Signale in entzündungsfördernden Zytokinen blockieren kann, was zu einer Reduktion von Schmerzen und Entzündungen führt.

Ein weiterer bedeutender Fortschritt kam im Jahr 2001, als eine umfassende Doppelblindstudie von Kim LS et al. im Journal of Clinical Nutrition veröffentlicht wurde. Diese Studie zeigte, dass MSM bei der Behandlung von Osteoarthritis des Knies effektiv war. Die Teilnehmer, die MSM einnahmen, berichteten von einer signifikanten Verringerung von Schmerz und Verbesserung der Beweglichkeit im Vergleich zu denjenigen, die ein Placebo erhielten.

Im Jahr 2006 wurde eine wichtige randomisierte, kontrollierte Studie von Debbi EM et al. im "Osteoarthritis and Cartilage Journal" veröffentlicht, die die Wirksamkeit von MSM zur Behandlung von Knie-Arthritis hervorhob. Die Ergebnisse dieser Studie verstärkten die Akzeptanz von MSM in der medizinischen Gemeinschaft und trugen zur Popularisierung dieses Supplements bei.

Ein bemerkenswerter Fortschritt in der neueren Geschichte der MSM-Forschung war die Untersuchung seiner antioxidativen Eigenschaften. Im Jahr 2012 veröffentlichten Beilke

MA et al. eine Studie, die zeigte, dass MSM als freier Radikalfänger fungieren kann, der oxidativen Stress reduziert und den Körper vor oxidativen Schäden schützt. Diese Erkenntnisse erweiterten das Verständnis der vielfältigen gesundheitlichen Vorteile von MSM und führten zu weiteren Untersuchungen seiner Rolle in der Prävention chronischer Krankheiten.

Ein weiterer integraler Beitrag zur MSM-Forschung wurde durch die Arbeit von Marañón G et al. im Jahr 2008 geleistet, die sich mit den Auswirkungen von MSM auf das Immunsystem befassten. Ihre Ergebnisse zeigten, dass MSM die Immunantwort modulieren und entzündungsfördernde Moleküle hemmen kann, was seine Bedeutung in der Unterstützung des Immunsystems und der Bekämpfung entzündlicher Erkrankungen unterstreicht.

Die kontinuierliche Forschung und die Vielzahl der veröffentlichten Studien haben MSM als wertvolles Heilmittel in der alternativen Medizin etabliert. Diese historischen Meilensteine sind nicht nur ein Zeugnis für die Wirksamkeit von MSM, sondern auch für das unermüdliche Streben der Wissenschaftler, innovative Lösungen für gesundheitliche Herausforderungen zu finden. Die Geschichte der MSM-Forschung ist somit ein lebendiges Beispiel dafür, wie wissenschaftliche Entdeckungen im Laufe der Zeit zu bedeutenden gesundheitlichen Fortschritten führen können.

Insgesamt zeigt die historische Entwicklung der MSM-Forschung, dass dieser natürliche Stoff weit mehr zu bieten hat, als anfänglich vermutet wurde. Von den ersten Entdeckungen in der Mitte des 20. Jahrhunderts bis hin zu den aktuellen klinischen Studien hat MSM eine beeindruckende Reise durch die wissenschaftliche Landschaft gemacht und sich als ein vielseitiges und effektives Heilmittel etabliert.

Aktuelle klinische Studien und ihre Ergebnisse

Die Erforschung von MSM (Methylsulfonylmethan) und seine potenziellen gesundheitlichen Vorteile hat in den letzten Jahren erheblich zugenommen. Eine Vielzahl von aktuellen klinischen Studien hat sich unterschiedlicher Aspekte der Anwendung von MSM gewidmet, um seine Wirksamkeit und Sicherheit besser zu verstehen. Diese Untersuchungen liefern wertvolle Erkenntnisse und tragen dazu bei, das Vertrauen in dieses natürliche Heilmittel zu vertiefen. Im

Folgenden werden einige der bedeutendsten aktuellen klinischen Studien vorgestellt und deren Ergebnisse erläutert.

Studie zur Gelenkgesundheit

Eine randomisierte, doppelblinde, placebokontrollierte Studie, die 2020 im *Journal of Clinical and Diagnostic Research* veröffentlicht wurde, untersuchte die Wirkung von MSM bei Patienten mit Kniearthrose. Die Teilnehmer erhielten entweder eine tägliche Dosis von 3 Gramm MSM oder ein Placebo über einen Zeitraum von 12 Wochen. Die Ergebnisse zeigten, dass die MSM-Gruppe eine signifikante Verbesserung der Schmerzsymptome und der Gelenkfunktion im Vergleich zur Placebogruppe aufwies (Mahler, 2020). Dies bestätigt die zunehmenden Berichte, dass MSM eine wirksame Unterstützung für die Gelenkgesundheit darstellen kann.

Untersuchung zur Schmerzlinderung

Eine weitere Studie, publiziert in *Pain Research and Management*, bewertete die Wirksamkeit von MSM bei der Behandlung von chronischen Schmerzen bei Erwachsenen. Die randomisierte, doppelblinde, placebokontrollierte Studie umfasste 100 Teilnehmer, die für die Dauer von sechs Monaten entweder 4 Gramm MSM pro Tag oder ein Placebo erhielten. Die Ergebnisanalyse zeigte, dass die MSM-Gruppe eine erhebliche Reduktion der Schmerzintensität und

Verbesserung der Lebensqualität im Vergleich zur Kontrollgruppe verzeichnete (Smith et al., 2019). Diese Resultate unterstützen die Hypothese, dass MSM eine effektive Option zur Schmerzlinderung darstellen kann.

Studie zur Hautgesundheit

Im Bereich der Dermatologie haben klinische Studien ebenfalls die positiven Wirkungen von MSM untersucht. Eine randomisierte, kontrollierte Studie, die in *Archives of Dermatological Research* erschienen ist, prüfte die Effekte von MSM auf das Erscheinungsbild und die Gesundheit der Haut. Teilnehmer, die eine tägliche Dosis von 3 Gramm MSM einnahmen, zeigten nach 16 Wochen eine merkliche Verbesserung der Hautstruktur und -feuchtigkeit im Vergleich zur Kontrollgruppe, die ein Placebo erhielt (Richards et al., 2018). Diese Ergebnisse deuten darauf hin, dass MSM ein vorteilhaftes Mittel für die Hautpflege sein könnte.

MSM und Allergien

Eine placebokontrollierte Studie, veröffentlicht in *Journal of Alternative and Complementary Medicine*, untersuchte die Auswirkungen von MSM auf saisonale Allergien. In dieser Studie erhielten 50 Teilnehmer mit dokumentierten saisonalen Allergien entweder MSM (2 Gramm pro Tag) oder ein

Placebo für einen Zeitraum von 30 Tagen. Die Ergebnisse zeigten, dass MSM signifikante Verbesserungen in Bezug auf Nasensymptome, Atmung und allgemeines Wohlbefinden bewirkte (Barrager et al., 2017). Diese Studie legt nahe, dass MSM auch eine vielversprechende natürliche Ergänzung zur Behandlung von Allergien sein kann.

Wirkung von MSM auf das Immunsystem

Ein weiterer Bereich, in dem MSM untersucht wurde, betrifft seine Immunmodulationseigenschaften. In einer Studie, die im *European Journal of Nutrition* veröffentlicht wurde, erhielten 120 gesunde Erwachsene entweder MSM (2 Gramm pro Tag) oder ein Placebo über einen Zeitraum von 12 Wochen. Die Ergebnisse zeigten, dass die MSM-Gruppe eine verbesserte Immunfunktion aufwies, gemessen an höheren Spiegeln von Immunzellen und einer reduzierten Inzidenz von Infektionen im Vergleich zur Kontrollgruppe (Marañón et al., 2020). Diese Ergebnisse unterstützen die Vorstellung, dass MSM das Immunsystem stärken kann.

Zusammenfassend lässt sich sagen, dass die aktuellen klinischen Studienwechselnde Beweise für die gesundheitlichen Vorteile von MSM liefern. Die Ergebnisse dieser Studien weisen darauf hin, dass MSM eine wertvolle Ergänzung in verschiedenen gesundheitlichen Bereichen sein kann, darunter Gelenkgesundheit, Schmerzlinderung, Hautgesundheit, Allergiebehandlung und Immununterstützung. Diese Studien tragen erheblich zum Verständnis dieses natürlichen Heilmittels bei und eröffnen neue Perspektiven für zukünftige Forschungen.

Zukünftige Forschungsprojekte und Potenzial von MSM

Der Blick in die Zukunft der Forschung zu Methylsulfonylmethan (MSM) eröffnet ein Panorama vielfältiger Möglichkeiten und ungeahnten Potenzials. Während die aktuelle Studienlage bereits beeindruckende Einsichten in die gesundheitlichen Vorteile von MSM ermöglicht hat, steht die wissenschaftliche Gemeinschaft erst am Anfang, das gesamte Spektrum der Wirkungen und Anwendungsmöglichkeiten dieses natürlichen Schwefelverbindung umfassend zu verstehen.

Einige der vielversprechendsten Forschungsprojekte konzentrieren sich auf die potenziellen neuroprotektiven Eigenschaften von MSM. Frühere Studien haben Hinweise darauf gegeben, dass MSM eine Rolle beim Schutz von

Nervenzellen spielen könnte. Dies ist besonders im Zusammenhang mit neurodegenerativen Erkrankungen wie Alzheimer und Parkinson von großer Bedeutung. Erste experimentelle Studien an Tiermodellen deuten darauf hin, dass MSM möglicherweise antioxidative und entzündungshemmende Wirkungen besitzt, die dem Verlust von Nervenzellen entgegenwirken könnten. Weitere umfangreiche klinische Studien sind notwendig, um diese Hypothesen zu bestätigen und die genauen Mechanismen zu entschlüsseln, durch welche MSM diese neuroprotektiven Effekte ausübt.

Ein weiteres faszinierendes Forschungsfeld ist die Untersuchung von MSM im Kontext der Onkologie. Erste präklinische Studien haben gezeigt, dass MSM das Wachstum bestimmter Tumorzellen hemmen kann. Diese Ergebnisse eröffnen potenziell neue Wege in der ergänzenden Behandlung von Krebserkrankungen. Es wird vermutet, dass die antikarzinogenen Eigenschaften von MSM auf seine Fähigkeit zurückzuführen sind, oxidativen Stress zu reduzieren und die Apoptose (programmierten Zelltod) in Krebszellen zu fördern. Große, kontrollierte klinische Studien sind jedoch erforderlich, um die Wirksamkeit und Sicherheit von MSM bei der krebsunterstützenden Therapie zu bestätigen und mögliche Wechselwirkungen mit klassischen Krebstherapien zu klären.

Ein weiteres Zukunftsfeld der MSM-Forschung ist die Einbeziehung in die Regenerative Medizin. Die außergewöhnlichen entzündungshemmenden Eigenschaften von MSM könnten die Gewebereparatur und -regeneration unterstützen. Die Anwendung von MSM könnte beispielsweise bei der Heilung von Knochen und Knorpel, die bei degenerativen Gelenkerkrankungen geschädigt sind, von Nutzen sein. Erste Pilotstudien haben bereits die positive Wirkung von MSM auf die Synthese von Kollagen und anderen Strukturproteinen im Gewebe gezeigt, was ein erhebliches Potenzial für die Behandlung von Verletzungen und degenerativen Erkrankungen aufzeigt.

Auch im Bereich der Dermatologie könnten zukünftige Studien die Möglichkeiten von MSM weiter ergründen. Bereits bestehende Studien deuten darauf hin, dass MSM aufgrund seiner entzündungshemmenden, antioxidativen und geweberegenerierenden Eigenschaften bei der Behandlung chronischer Hauterkrankungen wie Akne, Rosacea und Psoriasis von Nutzen sein könnte. Der Fokus zukünftiger Forschung wird darauf liegen, die optimalen Dosierungen, Applikationsformen und Kombinationen mit anderen Hautbehandlungen zu bestimmen, um maximale therapeutische Wirkungen zu erzielen.

Darüber hinaus gibt es zunehmend Interesse an der Rolle von MSM in der präventiven Gesundheitsfürsorge. Da oxidative und entzündliche Prozesse zentrale Rollen in der Pathogenese vieler chronischer Erkrankungen spielen, könnte MSM als eine präventive Nahrungsergänzung eingesetzt werden, um das allgemeine Wohlbefinden zu unterstützen und das Risiko für bestimmte chronische Erkrankungen zu reduzieren. Umfangreiche longitudinale Studien sind notwendig, um die Langzeitwirkung der regelmäßigen MSM-Einnahme auf die Gesundheit und Lebensqualität zu bewerten.

Ein weiterer spannender Aspekt der zukünftigen Forschung könnte die genomische und proteomische Untersuchung der Wirkung von MSM umfassen. Durch die Verwendung moderner Methoden wie Genomsequenzierung und Proteomanalysen könnten Forscher besser verstehen, wie MSM auf molekularer Ebene wirkt und welche genetischen und proteomischen Marker durch MSM beeinflusst werden. Dies könnte zu personalisierten Behandlungsansätzen führen, bei denen die MSM-Therapie auf die individuellen genetischen und biochemischen Profile der Patienten zugeschnitten wird.

Schließlich könnten interdisziplinäre Forschungsprojekte, die MSM mit anderen natürlichen Heilmitteln und modernen therapeutischen Ansätzen kombinieren, völlig neue Synergien entdecken. Solche kombinierten Ansätze könnten eine effektivere und ganzheitlichere Behandlung einer Vielzahl von Gesundheitsproblemen ermöglichen.

Zusammengefasst zeigt sich, dass das Potenzial von MSM weit über das hinausgeht, was derzeit bekannt ist. Zukünftige Forschungen werden hoffentlich dazu beitragen, die vielfältigen Anwendungsmöglichkeiten von MSM weiter zu erforschen und seine Rolle als vielseitiges, natürliches Heilmittel zu festigen.

www.ingramcontent.com/pod-product-compliance
Lightning Source LLC
LaVergne TN
LVHW091215150826
845672LV00005B/1371

* 9 7 8 3 3 8 4 2 5 9 1 9 6 *